初歩の医用工学

Base of Medical Science

共著 西山 篤・大松将彦・長野宣道
加藤広宣・賈 棋・福田 覚

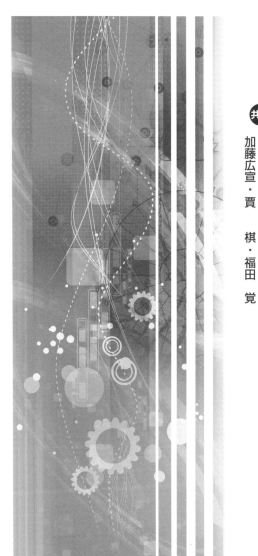

医療科学社

ISBN978-4-86003-469-6

まえがき

　近年，MRI，X線－CT，超音波診断装置をはじめとした新しい画像診断装置が次々に開発され，医療に日常的に使われている．これらの装置は計算時間の短縮や画像の高品質化，その応用は日進月歩進化している．今後もこの傾向は続くものと思われる．これらのことはソフト，ハードの面で，高度，専門になってきており，診療放射線技師の知識をはるかに超えてきつつある．このようななかで，本書は平成22年4月に公表された平成24年度版診療放射線技師国家試験出題基準（ガイドライン）を基にして，大項目，中項目，小項目の順に編集した．

　医用工学は，専門基礎分野に属しており，平成16年度版のガイドラインと比較すると項目数は約1割削除され，一部は専門分野の医用画像情報学に移行された．そのため本書では，医用工学の応用分野としての医用画像情報と診療画像機器の関連する内容を含めることにより，系統的な学習を可能にした．

　一方，本書は電気，電子の基礎知識を必要とする人や社会人にも参考書として十分役に立つように編集している．著者らは，放射線技師学校での講義の経験から，このような方々に適した書物はできないものかと考えていた．診療放射線技師の業務上で，診断機器を取り扱うとき，医用工学の基礎知識が必要である．しかし，日常の学習であまり馴染みがないため，結局は難しいという観念が先にたち，学習に集中しない学生が多い．こうした状態を作り出した原因は，理科離れや初めての分野にたち入ったものが多いため，公式にあてはめ計算することがあまり得意ではない点にあると思われる．また，医用工学の内容は広く，要領がつかみにくく，電気回路に十分慣れていないことも原因の一つである．残念ながら，初心者が気楽に読めて，計算力が身につく本が少ないのが現状である．そこで，こうした原因を念頭におきながら，能率的で，効果的に学習できるように次のように工夫した．

iii

大項目では（1）電磁気学の基礎（2）電気工学の基礎（3）電子工学の基礎（4）医用画像情報とした．

第1章，第2章では，電磁気学の基礎である電界と磁界とこれに付随する現象，荷電粒子の運動をとりあげ，次に電流と磁界の相互作用である電流と磁気，電磁誘導について説明した．

第3章，第4章，第5章は電気工学の基礎である．まず，オームの法則，次に直流回路とその計算について説明した．電力と熱電気現象を説明し，交流回路について説明し，正弦波交流回路と共振現象について説明した．第6章は，過渡現象，第7章は電磁気と生体への影響について説明した．

第8章，第9章は電子工学の基礎である．まず，半導体の性質と用途について説明し，増幅回路について説明した．

第10章は電気電子計測について説明した．電圧，電流の測定，センサは，診療放射線技師には必須の項目である．

第11章では情報の表現方法である．2進法による数の表し方を説明した．これに論理回路を説明し，コンピュータの基礎について説明した．

第12章ではデジタル画像についての扱い方について説明した．

以上のような様々な工夫，配慮により，本書は医用工学の試験で合格点がとれる格好のテキストあるいは参考書になると考えている．電気電子の学習に有効に利用していただき，医用工学と医用画像情報学基礎の学習に本書が役に立つことを心から願っている．

本書の不足，不備な点があると思う．多くの方々のご批判，ご意見をいただき，今後改善していきたいと考えている．

著者一同　平成 23 年 3 月

目　次

第1章　電界と磁界

1・1　電荷とクーロンの法則 ……………………………………… 2
1・1・1　電荷 ……………………………………………………… 2
1・1・2　静電誘導 ………………………………………………… 2
1・1・3　二つの点電荷に働く力 ………………………………… 3
1・1・4　比誘電率 ………………………………………………… 4
1・2　電界と電位 ………………………………………………… 5
1・2・1　電界の強さ ……………………………………………… 5
1・2・2　電気力線 ………………………………………………… 6
1・2・3　ガウスの定理 …………………………………………… 8
1・2・4　電束と電束密度 ………………………………………… 8
1・2・5　電位 ……………………………………………………… 9
1・2・6　電位差 …………………………………………………… 10
1・2・7　等電位面 ………………………………………………… 11
1・3　静電容量とコンデンサの性質 …………………………… 12
1・3・1　静電容量 ………………………………………………… 12
1・3・2　静電エネルギー ………………………………………… 14
1・3・3　コンデンサの構造と性質 ……………………………… 14
1・3・4　コンデンサの並列接続 ………………………………… 16
1・3・5　コンデンサの直列接続 ………………………………… 17
1・4　電流と電荷 ………………………………………………… 20
1・4・1　電流と電荷 ……………………………………………… 20
1・5　磁界 ………………………………………………………… 22
1・5・1　磁界 ……………………………………………………… 22

v

1・5・2	磁束密度B	22
1・5・3	磁極間に働く力	23
1・5・4	磁極の強さ	23
1・6	**電界および磁界中の荷電粒子の運動**	**25**
1・6・1	電界中の電子の運動	25
1・6・2	磁界中の電子の運動	26
1・6・3	二極管	26
1・6・4	電子ビーム管	28
1・6・5	光電子増倍管	29

第2章　電流と磁界との相互作用

2・1	**電流と磁気**	**36**
2・1・1	直線電流の作る磁界	36
2・1・2	ビオ・サバールの法則	37
2・1・3	ソレノイドの作る磁界	38
2・1・4	電流が磁界から受ける力	39
2・1・5	平行な導線間に働く力	39
2・1・6	ローレンツの力	40
2・2	**誘導作用**	**41**
2・2・1	電磁誘導	41
2・2・2	誘導起電力	41
2・2・3	自己誘導	42
2・2・4	相互誘導	43
2・3	**インダクタンスとコイルの性質**	**45**
2・3・1	自己インダクタンスと相互インダクタンスとの関係	45
2・3・2	うず電流	46

第3章　電気工学の基礎

3・1　導体の抵抗 994 52
3・1・1　抵抗率 994 52
3・1・2　導電率 994 53
3・1・3　各種の電気抵抗 994 53
3・1・4　抵抗の温度係数 994 54
3・2　オームの法則 994 55
3・2・1　オームの法則 994 55

第4章　直流回路

4・1　回路とその計算 994 58
4・1・1　抵抗の直列接続 994 58
4・1・2　抵抗の並列接続 994 59
4・1・3　電圧降下 994 60
4・1・4　並列回路の電流 994 62
4・1・5　電圧計 994 63
4・1・6　電流計 994 64
4・1・7　キルヒホッフの法則 994 66
4・1・8　ブリッジ回路 994 68
4・2　電力と発生熱量 994 69
4・2・1　電力 994 69
4・2・2　電力量 994 70
4・2・3　ジュールの法則 994 71
4・3　熱電気現象 994 72
4・3・1　ゼーベック効果 994 72
4・3・2　ペルチェ効果 994 73
4・3・3　超電気伝導 994 73

vii

第5章　交流回路

5・1　交流現象 ……………………………………………………………… 82
 5・1・1　直流と交流 ………………………………………………………… 82
 5・1・2　正弦波交流 ………………………………………………………… 82
 5・1・3　交流の定義と名称 ………………………………………………… 84

5・2　受動素子の働き ……………………………………………………… 88
 5・2・1　交流の複素数表示 ………………………………………………… 88
 5・2・2　交流回路の基本回路 ……………………………………………… 89

5・3　正弦波交流回路と共振現象 ……………………………………… 94
 5・3・1　$R-L$ 直列回路 ………………………………………………… 94
 5・3・2　$R-C$ 直列回路 ………………………………………………… 95
 5・3・3　インピーダンス ………………………………………………… 97
 5・3・4　$R-L-C$ 直列回路 ………………………………………… 97
 5・3・5　直列共振 …………………………………………………………… 99
 5・3・6　$R-L$ 並列回路 ………………………………………………… 100
 5・3・7　$R-C$ 並列回路 ………………………………………………… 102
 5・3・8　$R-L-C$ 並列回路 ……………………………………… 104

5・4　交流の電力 …………………………………………………………… 107
 5・4・1　有効電力 …………………………………………………………… 107
 5・4・2　力率 ………………………………………………………………… 108
 5・4・3　皮相電力 …………………………………………………………… 108

5・5　変圧器 ………………………………………………………………… 109

5・6　整流方式 ……………………………………………………………… 111
 5・6・1　整流波形の定義 …………………………………………………… 111
 5・6・2　X線装置の整流回路 ……………………………………………… 113

viii

第6章　過渡現象

6・1　CR回路の応答 ……………………………………………… 136

6・1・1　コンデンサの充電 ………………………………………… 136

6・1・2　時定数 …………………………………………………… 138

6・1・3　コンデンサの放電 ………………………………………… 138

第7章　電磁気現象と生体

7・1　生体の物質的な構成 ………………………………………… 142

7・2　生体の電気的性質 …………………………………………… 142

7・2・1　受動的性質 ………………………………………………… 142

7・2・2　能動的性質 ………………………………………………… 144

7・2・3　電撃 ………………………………………………………… 144

7・3　生体の電気的性質 …………………………………………… 145

7・3・1　静的磁界の影響 …………………………………………… 146

7・3・2　電磁波に対する性質 ……………………………………… 146

7・3・3　生体から発生する磁界 …………………………………… 147

第8章　半導体の性質と応用

8・1　基本的性質 …………………………………………………… 150

8・1・1　真性半導体 ………………………………………………… 150

8・1・2　n形半導体 ………………………………………………… 151

8・1・3　p形半導体 ………………………………………………… 151

8・1・4　pn接合ダイオード ………………………………………… 151

8・2　各種素子の特徴と用途 ……………………………………… 153

8・2・1　定電圧ダイオード ………………………………………… 153

8・2・2　可変容量ダイオード ……………………………………… 154

8・2・3　エサキダイオード ………………………………………… 154

8・2・4　サイリスタ ………………………………………………… 155

ix

第9章　電子回路

9・1　増幅回路 ··· 158

9・1・1　トランジスタ ·· 158

9・1・2　トランジスタの基本接続 ······················ 159

9・1・3　トランジスタの増幅作用 ······················ 160

9・1・4　トランジスタの静特性 ·························· 161

9・1・5　接地方式による相違 ···························· 162

9・1・6　演算増幅器を用いた基本回路 ················ 163

9・2　フィルタ回路と応答特性 ······················· 167

9・2・1　応答特性 ·· 168

9・3　パルス回路 ··· 177

9・3・1　パルス波 ·· 177

9・3・2　パルス発生回路 ··································· 178

9・3・3　マルチバイブレータ ···························· 179

9・3・4　パルス波と波形の変化 ·························· 181

9・3・5　微分回路と積分回路 ···························· 181

9・4　D/A 変換器，A/D 変換器 ····················· 184

9・4・1　D/A 変換器 ··· 184

9・4・2　A/D 変換器 ··· 187

9・5　電源回路 ·· 193

9・5・1　電源回路の構成 ··································· 194

9・5・2　変圧回路 ·· 194

9・5・3　整流回路 ·· 196

9・5・4　平滑回路 ·· 197

9・5・5　安定化回路 ··· 197

第10章　電気電子計測

10・1　電気計器 ··· **204**

10・1・1　可動コイル形計器 ··· 204

10・1・2　可動鉄片形計器 ··· 205

10・1・3　電流力形計器 ·· 205

10・1・4　整流形計器 ··· 206

10・2　電圧，電流測定 ··· **206**

10・2・1　電流の測定 ··· 206

10・2・2　電圧の測定 ··· 207

10・3　センサ ··· **208**

10・3・1　温度センサ ··· 208

10・3・2　光センサ ·· 209

10・3・3　超音波センサ ·· 210

10・3・4　放射線センサ ·· 211

10・3・5　蛍光作用を利用したセンサ ·································· 212

10・3・6　磁気センサ ··· 214

10・4　画像出力装置 ··· **215**

10・4・1　CRT ··· 215

10・4・2　LCD ··· 216

10・4・3　PDP ··· 217

第11章　医用画像情報の基礎

11・1　情報の表現 ··· **222**

11・1・1　数の表現 ·· 222

11・1・2　基礎変数 ·· 224

11・2　論理回路 ··· **228**

11・2・1　命題 ··· 228

11・2・2　真理表 ·· 230

11・2・3　スイッチ回路 …………………………………………… 233
11・2・4　集合 …………………………………………………………… 235
11・3　コンピュータの基礎 ……………………………………… **237**
11・3・1　コンピュータ ……………………………………………… 237
11・3・2　コンピュータネットワークの仕組み ……………… 246

第12章　デジタル画像の基礎

12・1　画像のデジタル化（Digitization） ………………… **258**
12・1・1　標本化 ……………………………………………………… 259
12・1・2　量子化 ……………………………………………………… 260
12・1・3　デジタル画像のデータ量 ……………………………… 261
12・2　画像処理 ……………………………………………………… **264**
12・2・1　階調処理 …………………………………………………… 264
12・2・2　フィルタリング処理 …………………………………… 265

参考文献 ………………………………………………………………… 275
付　　録 ………………………………………………………………… 277
索　　引 ………………………………………………………………… 286

第1章　電界と磁界

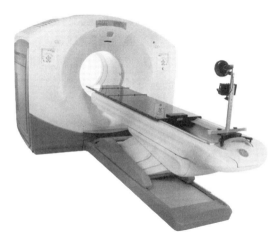

GE社 最新 PET/CT 装置
DISCOVERY PET/CT 600 MOTION

第1章　電界と磁界

1・1　電荷とクーロンの法則

1・1・1　電荷

電荷とは電圧や電流の源となるもので，素粒子や物体が帯びている電気の量をいう．これが移動すると電流となり，移動しないで留まっている状態が静電気である．電荷には正電荷と負電荷の2種類がある．

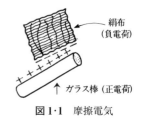

図1・1　摩擦電気

図1・1のように，ガラス棒を絹布でこすると，ガラス棒は正に帯電し，絹布は負に帯電する．

摩擦電気は摩擦によって発生した電気である．電気的に中性となっている二つの物質を摩擦すると，ガラス棒の電子は絹布に移動して，ガラス棒は正に帯電する．また，絹布はガラス棒から電子をもらい負に帯電する．正，負の電荷は十分絶縁されていればいつでもそこに静止している．このような電気を静電気という．

1・1・2　静電誘導

図1・2(a)のように，絶縁された導体球Aに帯電体Bを近づけると，導体球A内の電子が帯電体Bの正電荷に吸収され，帯電体Bに近いほうに，負の電荷が現われ，遠いほうでは電子が不足して，正の電荷が現われる．このような現象を静電誘導という．

図1・2(b)のように，帯電体Bを導体球Aから遠ざけていくと，帯電体Bによる正電荷の影響はなくなり，正・負の電荷は中和され，もとの中性の導体球にもどる．

図1・2(c)のように(a)図の状態で導体球Aを導線で大地につなぐと，正電荷は大地に逃げて，導体球Aには負電荷が残る．図1・2(d)のように，(c)図の状態で，導線を外し，帯電体Bを遠ざけると，帯電体Bにより拘束されていた負電荷は導体球Aに残る．

2

1·1 電荷とクーロンの法則

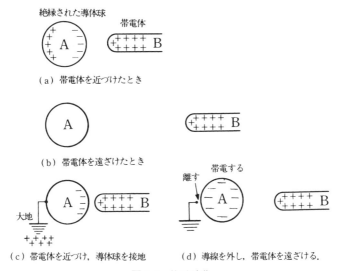

図 1·2 静電誘導

1·1·3 二つの点電荷に働く力

2つの点電荷間に働く力(静電力)は両電荷(電気量)の積に比例し,電荷間の距離の2乗に反比例する.これをクーロンの法則という(図 1·3(a)).

図 1·3(b)(c) のように,2つの電荷を Q_1, Q_2[C] とし,電荷間の距離を r[m] とすると,電荷間に働く力 f[N] は

$$f = k\frac{Q_1 Q_2}{r^2} \text{[N]} \tag{1·1}$$

となる.k は比例定数であり,

$$k = \frac{1}{4\pi\varepsilon} \tag{1·2}$$

で表わされる.

この (1·2) 式の ε は誘電率と呼ばれ,電荷が置かれている空間を占めている誘電体によって決まる定数で,単位にファラド毎メート

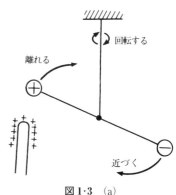

図 1·3 (a)

3

ル [F/m] が用いられている．電荷の周りが真空の場合の誘電率を ε_0 で表わし，

$$\varepsilon_0 = 8.855 \times 10^{-12} [\text{F/m}] \quad (1 \cdot 3)$$

の値である．したがって，真空中では k の値は

$$k = \frac{1}{4\pi\varepsilon_0} = \frac{1}{4\pi \times 8.855 \times 10^{-12}} \fallingdotseq 9 \times 10^9 \quad (1 \cdot 4)$$

となり，(1・1)式は

$$k = \frac{1}{4\pi\varepsilon_0} \cdot \frac{Q_1 Q_2}{r^2} = 9 \times 10^9 \times \frac{Q_1 Q_2}{r^2} [\text{N}] \quad (1 \cdot 5)$$

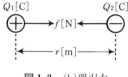

図1・3　(b)吸引力

図1・3　(c)反発力

となる．図1・3(b)のように，電荷が異極の場合は吸引力，図1・3(c)のように電荷が同極の場合には，反発力となる．

1・1・4　比誘電率

誘電体の誘電率 ε と真空の誘電率 ε_0 との比を比誘電率 ε_s で表わし，

$$\varepsilon_s = \frac{\varepsilon}{\varepsilon_0} \quad (1 \cdot 6)$$

となる．したがって，誘電率 ε は

$$\varepsilon = \varepsilon_0 \varepsilon_s [\text{F/m}] \quad (1 \cdot 7)$$

となり，(1・1)式は

$$f = \frac{1}{4\pi\varepsilon_0 \varepsilon_S} \cdot \frac{Q_1 Q_2}{r^2} [\text{N}] \quad (1 \cdot 8)$$

となる．空気の比誘電率は1.00059でほとんど1に近いので，空気中に電荷がある場合は真空中と同じに考えてよい．

【例題 1-1】　真空中において，$Q_1 = 2 \times 10^{-2} [\text{C}]$，$Q_2 = 8 \times 10^{-2} [\text{C}]$ の電荷が $2[\text{m}]$ の距離にあるとき，これらの電荷間に働く力はいくらか（図1・4）．

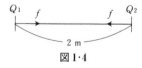

図1・4

【解】 クーロンの法則より

$$f = 9 \times 10^9 \times \frac{Q_1 Q_2}{r^2} [\text{N}] \text{ から}$$

$$f = 9 \times 10^9 \times \frac{2 \times 10^{-2} \times 8 \times 10^{-2}}{2^2}$$

$$= 9 \times 10^9 \times 4 \times 10^{-4}$$

$$= 36 \times 10^5 [\text{N}]$$

練習問題 1 空気中に 20[cm] の間隔で，12×10^{-3} [C] の正電荷 Q_1，負電荷 Q_2 があるとき，その間に働く静電力を求めよ（図 1·5）.

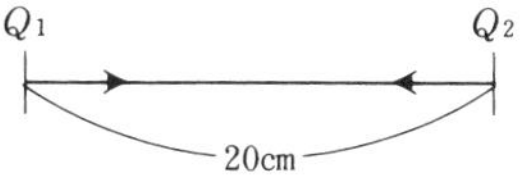

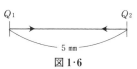

図 1·5

練習問題 2 比誘電率 2.4 の絶縁油中で，$Q_1 : 20 \times 10^{-2}$[C] と $Q_2 : 50 \times 10^{-2}$[C] の電荷が 5[mm] の間隔で置かれたときの静電力を求めよ（図 1·6）.

図 1·6

1·2 電界と電位

1·2·1 電界の強さ

図 1·7(a) のように，電荷 Q_1 と電荷 Q_2 との間には，クーロンの法則により静電力が生じる．このように，静電力が働く空間を電界という．

電界の強さは，電界内の任意の点に単位正電荷を置くとき，その単位正電荷が受ける力の大きさと方向をその点の電界の強さとする．電界の強さを表わす量記号に E，単位にボルト毎メートル [V/m] または [N/C]（ニュートン毎クーロン）を用いる．

図 1·7(b) のように，電荷の強さが E[V/m] の電界内では点 P にある +1[C] の電荷が電界によって f[N] の静電気を受けるとき，$f = E$ である．し

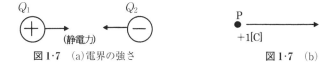

図 1·7 (a) 電界の強さ　　図 1·7 (b)

たがって，電界内に $q[\mathrm{C}]$ の電荷があれば
$$f = qE [\mathrm{N}] \qquad (1\cdot 9)$$
となる．

電荷の周囲の電界の強さは，図 $1\cdot 7(\mathrm{c})$ のように，真空中で $Q[\mathrm{C}]$ の電荷から $r[\mathrm{m}]$ 離れた点 P の電界の強さ $E[\mathrm{V/m}]$ は

$$E = f = \frac{Q}{4\pi\varepsilon_0 r^2}$$
$$= 9\times 10^9 \frac{Q}{r^2} [\mathrm{V/m}] \qquad (1\cdot 10)$$

となる．

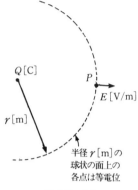

図 $1\cdot 7$ (c)

【例題 1-2】 空気中で $0.2\times 10^{-8}[\mathrm{C}]$ の電荷から $30[\mathrm{cm}]$ 離れた点の電界の強さを求めよ（図 $1\cdot 8$）．

【解】 空気中は真空中と同じ考えでよい．

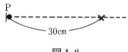

図 $1\cdot 8$

$$E = f = \frac{Q}{4\pi\varepsilon_0 r^2}$$
$$= 9\times 10^9 \times \frac{0.2\times 10^{-8}}{(30\times 10^{-2})^2} = 200[\mathrm{V/m}]$$

練習問題3 空気中で $2[\mathrm{C}]$ の電荷から $1[\mathrm{m}]$ 離れた点の電界の強さを求めよ．

練習問題4 真空中で $4\times 10^{-4}[\mathrm{C}]$ の電荷を置いたら $0.2\times 10^{-4}[\mathrm{N}]$ の静電気力が働いた．この点の電界の強さを求めよ．

1·2·2 電気力線

電界の状態を表わすのに電気力線という仮想的な力線を用いる．電気力線の性質は次のようになる．

① 図 $1\cdot 9$ に示すように，電気力線は正電荷の表面から出て負電荷の表面に終わる．

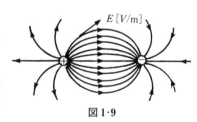

図 $1\cdot 9$

② 電気力線は，ゴム線のような張力があるから，常に縮まろうとし，電気力線どうしは反発しあっている．
③ 電界中の任意の1点を通る電気力線に対する接線は，その点の電界の方向を示す．
④ 電界中の任意の点における電気力線の密度は，その点の電界の強さを表わす．（電界の強さ $E[\mathrm{V/m}]$ の点では，その点の電界の方向と垂直な $1[\mathrm{m}^2]$ の面積あたりに E 本の電気力線が通っている．）
⑤ 電気力線どうしが交わることはない．
⑥ 電気力線は導体の面に垂直に出入りする．図 1・10(a) は，単独にある正および負の帯電体，(b) 図は等しい電荷の二つの正帯電体，(c) 図は平行板帯電体の電気力線分布を示したものである．

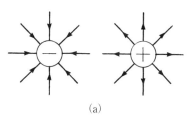

(a)

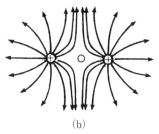

(b)

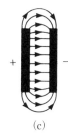

(c)

図 1・10

(1) 電気力線数

図 1・11 のように，真空中で $+Q[\mathrm{C}]$ の正電荷を中心に，半径 $r[\mathrm{m}]$ の球面を考えれば，その球面上の電界の強さ $E[\mathrm{V/m}]$ はすべて等しい．また，電界の強さ E は

$$E = \frac{1}{4\pi\varepsilon_0} \cdot \frac{Q}{r^2} \tag{1・11}$$

となる．球面上の単位面積あたりを $E[$本$]$ の電気力線が貫いているから，中心の正電荷から出る総電気力線の数 $N[$本$]$ は

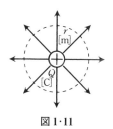

図 1・11

$$N = 4\pi r^2 E = 4\pi r^2 \frac{Q}{4\pi\varepsilon_0 r^2} = \frac{Q}{\varepsilon_0} \tag{1・12}$$

となる．したがって，真空中に置かれた $+1[\mathrm{C}]$ の電荷からは $1/\varepsilon_0[本]$ の電気力線が出る．

電荷が任意の誘電体（比誘電率 ε_s）内にある場合には，電界の強さは真空中と比べて $1/\varepsilon_s$ 倍に弱まる．したがって，$+1[\mathrm{C}]$ の電荷からは $1/\varepsilon_0\varepsilon_s[本]$ の電気力線が出る．

1・2・3 ガウスの定理

一般に，電気力線は付近の電荷の影響を受けて曲がったり，場所によって疎密になったりする．

図 1・12 のように，$+Q[\mathrm{C}]$ の電荷を取り囲んだ閉表面 S を貫く電気力線の総数 N は，必ず $Q/\varepsilon_0\varepsilon_s[本]$ である．これをガウスの定理と呼ぶ．

電界の中に任意の 1 つの閉曲面を考えると，閉曲面を通って出ていく電気力線の総数は，閉曲面内の電荷から出る電気力線の総数に等しい．

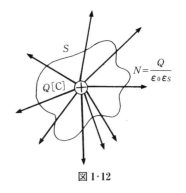

図 1・12

1・2・4 電束と電束密度

(1) 電束

電気力線を束状にしたような力線を電束といい，電荷と同じ単位 [C] を用いる．（量記号：ψ プサイ）

電束には次のような性質がある．
① 正電荷から出て負電荷に入る．
② ゴムひものような性質があり，電束自身は縮まろうとし，電束どうしは反発する．
③ 途中で消えたり，分岐したり，他の電束と交わることがなく，金属などの

表面に直角に入ったり，出たりする．
④　電束の接線の方向は電界の方向となる．
⑤　$Q[\mathrm{C}]$ の電荷からは $Q[\mathrm{C}]$ の電束が出たり，入ったりする．

(2) 電束密度

単位面積あたりの電束を電束密度といい，量記号に D，単位にクーロン毎平方メートル $[\mathrm{C/m^2}]$ を用いる．

図 1·13 において，$Q[\mathrm{C}]$ の電荷を中心に，半径 r [m] の球を考え，その球面上の電束密度 D $[\mathrm{C/m^2}]$，誘電率 $\varepsilon[\mathrm{F/m}]$，電界の強さ $E[\mathrm{V/m}]$ とすれば，

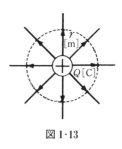

図 1·13

$$D = \frac{Q}{4\pi r^2} \quad E = \frac{Q}{4\pi \varepsilon r^2} \tag{1·13}$$

である．したがって，電気力線はその点の単位面積あたり $E[本]$ 通り，電束は $D[本]$ 通る．

よって (1·13) 式から

$$D = \varepsilon E \tag{1·14}$$

という関係がある．

【例題 1-3】 空気中のある点の電界の強さが $3 \times 10^{-3}[\mathrm{V/m}]$ のとき，その点の電束密度を求めよ．

【解】 空気中は真空中とほぼ等しいと考えてよい．

$$\begin{aligned} D &\fallingdotseq \varepsilon_0 E \\ &= 8.855 \times 10^{-12} \times 3 \times 10^{-3} \\ &= 2.66 \times 10^{-14} [\mathrm{C/m^2}] \end{aligned}$$

1·2·5　電位

電界内の任意の点に $+1[\mathrm{C}]$ の電荷を置くと，その点の電界の強さに等しい静電力を受ける．

いま，図1・14(a)のように，真空中において，P点に+1[C]の電荷を置くと，これにE_p[N]の力が常に電界の方向に働く．この+1[C]の電荷をその点に保持するには，それだけの力に等しい反対方向の外力を絶えず加える必要がある．ちょうどE_pに等しい力で押さえているようなものである．つまり，+1[C]の電荷を電界の強さが零の点からP点まで運ぶのに必要なエネルギーが蓄えられていると考えられる．

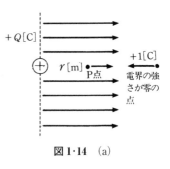

図1・14　(a)

このように，P点のもっている位置エネルギーをP点の電位という．すなわち，電位は電界の強さが零地点から，単位正電荷（+1[C]）を電界に反抗しながらその点までもってくるに必要な仕事量と数値的に等しい（図1・14(b)(c)）．なお，単位にはボルト[V]を用いる．

帯電体の中心とP点との距離をr[m]，帯電体の電荷をQ[C]として，P点の電位V_p[V]は

$$V_p = \frac{Q}{4\pi\varepsilon_0 r} [\text{V}]$$

となる．

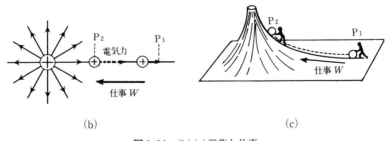

図1・14　(b)(c)電荷と仕事

1・2・6　電位差

図1・15のように，真空中に置かれた帯電体の電荷をQ[C]とすれば，点P_1および点P_2の電位，[V]はそれぞれ

1・2 電界と電位

$$V_{p1} = \frac{Q}{4\pi\varepsilon_0 r_1}, \quad V_{p2} = \frac{Q}{4\pi\varepsilon_0 r_2} \quad (1\cdot15)$$

である．したがって，P₁点とP₂点との間には

$$V_{p1} - V_{p2} = \frac{Q}{4\pi\varepsilon_0}\left(\frac{1}{r_1} - \frac{1}{r_2}\right) \quad (1\cdot16)$$

の電位差になる．

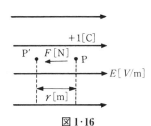

図1・15

図1・16において，平等電界の強さを$E[\text{V/m}]$とし，P点において$+1[\text{C}]$の電荷が受ける力を$F[\text{N}]$とすれば，この電荷はP′，P間のどの点においてもFの力を受ける．P′，P間の電位差$V_{pp'}$は，$+1[\text{C}]$の電荷がP点からP′点まで移動したときのエネルギーに等しいから

$$V_{pp'} = F \times r [\text{J/C}] \quad (1\cdot17)$$

になる．したがって，

$$E[\text{V/m}] = F[\text{N/C}] \quad (1\cdot18)$$

であるから

$$V_{pp'} = E \times r [\text{V}] \quad (1\cdot19)$$

となる．

【例題 1-4】 $10[\text{V/m}]$の平等電界内で，ある2点間の電位差が$5[\text{V}]$であった．この2点間の距離はいくらか．

【解】 $V = Er$ より，$r = \dfrac{V}{E} = \dfrac{5}{10} = 0.5[\text{m}]$

1・2・7 等電位面

電界内で，電位の等しい点を連ねてできる面を等電位面という．図1・17のように，1つの点電荷の作る電界内の等電位面は，点電荷を中心とする同心球面である．したがって，等電位面は無数にある．等電位面は，次のような性質がある．
① 電位の異なる2つの等電位面は交わらない．

第1章　電界と磁界

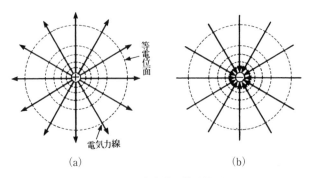

図 1·17　電気力線と等電位面

② 電気力線と等電位面とは垂直に交わる．
③ 等電位面相互の隔たりの狭いところほど電界が強い．
④ 導体の表面は，等電位面である．導体上の電荷は，静止した状態で存在する．

1·3　静電容量とコンデンサの性質

1·3·1　静電容量

　導体と大地との間，または2つの導体の間に電圧を加えると，電荷を蓄えることができる．この電荷を蓄える能力の大小を表わしたものを静電容量という．電荷 Q [C] は，加える電圧 V [V] に比例する．その比例定数を C とすると

$$Q = CV \text{ [C]} \tag{1·20}$$

となる．C が大きければ，低い電圧でも多くの電荷を蓄えることができ，C が小さければ，高い電圧でもわずかな電荷しか蓄えることができない．

　この比例定数 C が静電容量である．単位はファラド [F] を用いる．その他に，$[\mu\text{F}]$（マイクロファラド），$[\text{pF}]$（ピコファラド）などを用いる．例えば $1[\mu\text{F}] = 10^{-6}$ [F]，$1[\text{pF}] = 10^{-12}$ [F] になる．

【例題 1-5】　静電容量 $0.02[\mu\text{F}]$ の平行板間に，100 [V] の電圧を加えれば電荷

はいくら蓄えられるか．

【解】　　$Q=CV$ より

$Q=0.02\times 10^{-6}\times 100=2\times 10^{-6}[\mathrm{C}]$

(1) 静電容量の計算

図 1·18 において，面積 $A[\mathrm{m}^2]$ の 2 つの平行板電極間に電圧 $V[\mathrm{V}]$ を加えて，電極間の距離 $l[\mathrm{m}]$，電極板間の誘電率 $\varepsilon[\mathrm{F/m}]$，電界の強さ $E[\mathrm{V/m}]$，電極板の電荷 $Q[\mathrm{C}]$ とすれば

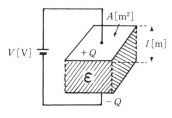

図 1·18　静電容量

$$E=\frac{V}{l}[\mathrm{V/m}] \qquad (1\cdot 21)$$

となる．また，両極板間の電束密度 $D[\mathrm{C/m}^2]$ は，

$$D=\varepsilon E=\frac{Q}{A} \qquad (1\cdot 22)$$

で表わされる．したがって，静電容量 $C[\mathrm{F}]$ は

$$C=\frac{Q}{V}=\frac{\varepsilon EA}{El}=\frac{\varepsilon A}{l}=8.855\times 10^{-12}\times \frac{\varepsilon_S A}{l}[\mathrm{F}]$$

$$(\varepsilon=\varepsilon_0\varepsilon_S=8.855\times 10^{-12}\times \varepsilon_S[\mathrm{F/m}]) \qquad (1\cdot 23)$$

となる．電極間の誘電体が真空（または空気）中の場合には $\varepsilon=\varepsilon_0$ となるから

$$C=8.855\times 10^{-12}\times \frac{A}{l}[\mathrm{F}] \qquad (1\cdot 24)$$

となる．すなわち，コンデンサの静電容量は，電極の面積と誘電率に比例し，電極間の距離に反比例する．

【例題 1-6】　平行板間の距離 $l=1.0[\mathrm{mm}]$，面積 $A=10[\mathrm{cm}^2]$ の平行板空気コンデンサの静電容量はいくらか（図 1·19）

【解】　　$C=8.855\times 10^{-12}\times \dfrac{A}{l}$

$=8.855\times 10^{-12}\times \dfrac{10\times 10^{-4}}{1.0\times 10^{-3}}$

$=8.855\times 10^{-12}[\mathrm{F}]$

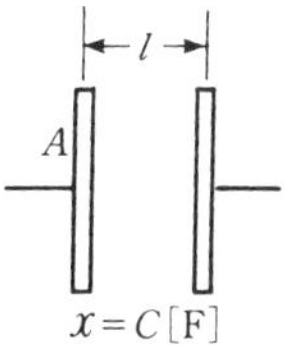

図 1·19

= 8.855 [pF]

1・3・2　静電エネルギー

静電容量 C[F] のコンデンサに電圧 V[V] を加えたとき，充電される電荷 Q[C] は $Q=CV$ である．電圧が零のとき，電荷は零であり，電圧が増すにつれて電荷もしだいに増していき，やがて，電圧が V[V] に達すると電荷は $Q=CV$[C] となる．

コンデンサを電圧が零から V[V] になるまで充電するには，図1・20 において，三角形の面積，すなわち $QV/2$ に等しいエネルギーが必要になってくる．ところが，電荷が Q[C] になるまでの電圧の平均値は $V/2$ である．したがって，充電されたエネルギーは，$V/2$[V] の電圧で全体の電気量 Q[C] を運ぶのに必要な仕事量と等しいことがわかる．このエネルギーを W[J] とすれば

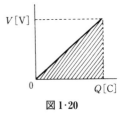

図1・20

$$W = \frac{V}{2}Q = \frac{1}{2}CV^2 \text{[J]}$$

となる．このように，コンデンサに蓄えられるエネルギーを静電エネルギーという．

【例題1-7】 $C=500$[μF] のコンデンサを 25[V] で充電したとき，コンデンサに蓄えられるエネルギーは何 J か

【解】 $W=\frac{1}{2}CV^2$ より

$$W = \frac{1}{2} \times 500 \times 10^{-6} \times 25^2 \fallingdotseq 0.156 \text{[J]}$$

1・3・3　コンデンサの構造と性質

対立して平行に置かれた2つの板状導体（電極）間には静電容量があり，電荷を蓄えることができる．このような装置を，一般にコンデンサという．

図1・21(a) のように，電極の間に絶縁物（誘電体）を入れたものを，平行板

1・3 静電容量とコンデンサの性質

コンデンサといい，誘電体を入れると，静電容量を大きくできる．また，電極板間が，空気で満たされたものを，空気コンデンサという．

薄い紙を何枚か重ねたものを誘電体とし，アルミニウムはくを重ねて巻いて作ったものを紙コンデンサという．また，導体の表面を電解酸化処理で酸化して，皮膜を作り，その酸化皮膜を誘電体として用いたものを電解コンデンサという．

誘電体として酸化チタンを用いたものを酸化チタンコンデンサ（チタコン）といい，ラジオやテレビジョンなどに広く使われている．

また，静電容量が一定のものを固定コンデンサといい，コンデンサの向かい合った電極の面積を連続的に変化して静電容量を変化させるものを可変コンデンサ（バリコン）という．

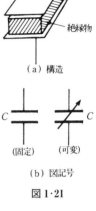

図 1・21

図 1・21(b) は，コンデンサを表わす図記号である．一般に使われているコンデンサの静電容量は $100[\mu F]$ 以下で，$10 \sim 0.001[\mu F]$ 程度のものが多い．

図 1・22(a) のように，A，B 両板間に電圧を加えれば A，B 両板に互いに等量，異種の電圧を蓄える（充電）ことができる．AB 間の静電容量 $C[F]$ は A，B 両板に蓄えられる電荷を $Q[C]$，AB 間の電圧を $V[V]$ とすれば

$$C = \frac{Q}{V}$$

図 1・22 (a)

で表わされる．

両板が充電されてしまえば，電源を切り離しても AB 両板上の電荷 Q は互いに吸引し合った状態でいる．したがって，両板間の絶縁が完全ならば，電圧 V は，そのままの状態で保持される．

バケツに水を入れると $5l$，$3l$ の容積でいっぱいになる．これと同じように，コンデンサには静電容量があり，規定以上の充電はできない．バケツの水を排

第1章 電界と磁界

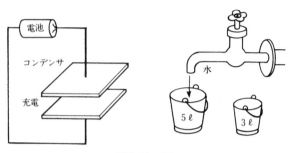

図1・22 (b)

出することは，コンデンサから放電することと同じである．（図1・22(b)）

(1) 耐電圧

コンデンサに電圧を加えると，電極に電荷が蓄えられるが，電極間に加える電圧をしだいに高くしていくと，ある電圧になると放電してしまう．これを絶縁破壊という．

絶縁破壊をすると，コンデンサは導通状態となって，電荷を蓄えることができなくなる．

コンデンサがどの程度の電圧まで耐えることができるかを示す値をコンデンサの耐電圧という．コンデンサは耐電圧以下の電圧で使用しなければならない．

【例題1-8】 $C=10[\mu F]$ のコンデンサに $20[V]$ の電圧を加えたとき，蓄えられる電荷は何Cか（図1・23）．

【解】　　$Q=CV=10\times 10^{-6}\times 20$
　　　　　　$=2\times 10^{-4}[C]$

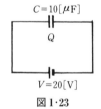

図1・23

1・3・4 コンデンサの並列接続

図1・24のように，静電容量 $C_1[F]$，$C_2[F]$，$C_3[F]$ の3個のコンデンサを並列に接続して，端子電圧 $V[V]$ を加え，各コンデンサに蓄えられる電荷を $Q_1[C]$，$Q_2[C]$，$Q_3[C]$ とすると，

1・3 静電容量とコンデンサの性質

$$Q_1 = C_1 V \,[\text{C}] \qquad (1\cdot25)$$
$$Q_2 = C_2 V \,[\text{C}] \qquad (1\cdot26)$$
$$Q_3 = C_3 V \,[\text{C}] \qquad (1\cdot27)$$

となる．よって，回路全体の蓄えられる総電荷量 $Q[\text{C}]$ は，

$$Q = Q_1 + Q_2 + Q_3 = C_1 V + C_2 V + C_3 V$$
$$= (C_1 + C_2 + C_3) V \,[\text{C}] \qquad (1\cdot28)$$

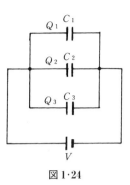

図 1・24

となる．回路全体の静電容量を合成容量という．したがっ
て，並列接続の合成容量 $C[\text{F}]$ は

$$C = \frac{Q}{V} = \frac{(C_1 + C_2 + C_3) V}{V} = C_1 + C_2 + C_3 \,[\text{F}] \qquad (1\cdot29)$$

となる．よって，コンデンサの並列接続の回路の合成容量は，各々の静電容量の和に等しいことがわかる．各コンデンサの電荷の間には，

$$Q_1 : Q_2 : Q_3 = C_1 : C_2 : C_3$$

という比例関係がある．

1・3・5 コンデンサの直列接続

図 1・25 のように，静電容量 $C_1[\text{F}]$，$C_2[\text{F}]$，$C_3[\text{F}]$ の 3 個のコンデンサを直列に接続して，端子電圧 $V[\text{V}]$ を加える．そのとき，コンデンサに Q の電荷が充電されたとすれば，各コンデンサの電極には，静電誘導によって皆同じ電荷 $Q[\text{C}]$ が生じる．つまり，各コンデンサに加わる電圧を V_1，V_2，$V_3[\text{V}]$ とすれば，

$$V_1 = \frac{Q}{C_1} \,[\text{V}] \qquad (1\cdot30)$$
$$V_2 = \frac{Q}{C_2} \,[\text{V}] \qquad (1\cdot31)$$
$$V_3 = \frac{Q}{C_3} \,[\text{V}] \qquad (1\cdot32)$$

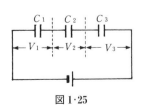

図 1・25

17

となる．回路の全電圧 $V[\mathrm{V}]$ は

$$V=V_1+V_2+V_3=\frac{Q}{C_1}+\frac{Q}{C_2}+\frac{Q}{C_3}$$

$$=\left(\frac{1}{C_1}+\frac{1}{C_2}+\frac{1}{C_3}\right)Q \tag{1·33}$$

となり，直列接続の合成容量 $C[\mathrm{F}]$ は

$$C=\frac{Q}{V}=\frac{Q}{\left(\dfrac{1}{C_1}+\dfrac{1}{C_2}+\dfrac{1}{C_3}\right)Q}=\frac{1}{\dfrac{1}{C_1}+\dfrac{1}{C_2}+\dfrac{1}{C_3}}[\mathrm{F}] \tag{1·34}$$

となる．よって，コンデンサの直列接続の回路の合成容量は，各々の静電容量の逆数の和の逆数に等しいことがわかる．各コンデンサの電圧は

$$V_1:V_2:V_3=\frac{1}{C_1}:\frac{1}{C_2}:\frac{1}{C_3}$$

という関係がある．すなわち，コンデンサの両端に加わる電圧は，静電容量に反比例する．

したがって，コンデンサに加わる電圧は，静電容量の大きい方に小さな電圧が，小さい方に大きな電圧が加わる．

全電圧 $V[\mathrm{V}]$ から各コンデンサの両端に加わる電圧 $V_1[\mathrm{V}]$，$V_2[\mathrm{V}]$，$V_3[\mathrm{V}]$ を求めると，

$$V_1=\frac{Q}{C_1}=\frac{C}{C_1}[\mathrm{V}] \tag{1·35}$$

$$V_2=\frac{Q}{C_2}=\frac{C}{C_2}[\mathrm{V}] \tag{1·36}$$

$$V_3=\frac{Q}{C_3}=\frac{C}{C_3}[\mathrm{V}] \tag{1·37}$$

となる．

【例題 1-9】 図 1·26 のように，静電容量 $C_1=10[\mu\mathrm{F}]$，$C_2=20[\mu\mathrm{F}]$，$C_3=30[\mu\mathrm{F}]$ の 3 個のコンデンサを並列に接続して端子電圧 $100[\mathrm{V}]$ を加えた．各コンデンサに蓄えられる電荷 $Q_1[\mathrm{C}]$，$Q_2[\mathrm{C}]$，$Q_3[\mathrm{C}]$ と合成容量を求め

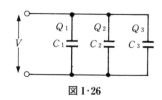

図 1·26

よ．

【解】 並列回路の場合は電圧が一定であるから，各コンデンサに蓄えられる電荷は

$$Q_1 = C_1 V = 10 \times 10^{-6} \times 100 = 0.001 [\text{C}]$$
$$Q_2 = C_2 V = 20 \times 10^{-6} \times 100 = 0.002 [\text{C}]$$
$$Q_3 = C_3 V = 30 \times 10^{-6} \times 100 = 0.003 [\text{C}]$$

合成容量は

$$C = C_1 + C_2 + C_3 = 10 + 20 + 30 = 60 [\mu\text{F}]$$

【例題 1-10】 図 $1 \cdot 27$ のように，静電容量 $C_1 = 20 [\mu\text{F}]$，$C_2 = 30 [\mu\text{F}]$，$C_3 = 50 [\mu\text{F}]$ の 3 個のコンデンサを直列に接続して，電圧 $V = 100 [\text{V}]$ を加えた．各コンデンサの両端の電圧 V_1，V_2，$V_3 [\text{V}]$ と合成容量を求めよ．

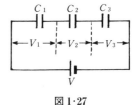

図 $1 \cdot 27$

【解】 合成容量

$$C = \frac{1}{\frac{1}{C_1} + \frac{1}{C_2} + \frac{1}{C_3}} = \frac{1}{\frac{1}{20} + \frac{1}{30} + \frac{1}{50}} \fallingdotseq 9.68 [\mu\text{F}]$$

各コンデンサの両端の電圧

$$Q = CV = 9.68 \times 10^{-6} \times 100$$
$$= 9.68 \times 10^{-4} [\text{C}]$$

$$V_1 = \frac{Q}{C_1} = \frac{9.68 \times 10^{-4}}{20 \times 10^{-6}} = 48.4 [\text{V}]$$

$$V_2 = \frac{Q}{C_2} = \frac{9.68 \times 10^{-4}}{30 \times 10^{-6}} = 32.3 [\text{V}]$$

$$V_3 = V - (V_1 + V_2) = 100 - (48.4 + 32.3)$$
$$= 19.3 [\text{V}]$$

【別解】 $V_1 = \dfrac{Q}{C_1} = \dfrac{C}{C_1} V = \dfrac{9.68 \times 10^{-6}}{20 \times 10^{-6}} \times 100 = 48.4 [\text{V}]$

$V_2 = \dfrac{Q}{C_2} = \dfrac{C}{C_2} V = \dfrac{9.68 \times 10^{-6}}{30 \times 10^{-6}} \times 100 = 32.3 [\text{V}]$

第1章 電界と磁界

$$V_3 = V - (V_1 + V_2) = 100 - (48.4 + 32.3)$$
$$= 19.3 [\text{V}]$$

練習問題5 $0.4[\mu\text{F}]$ と $0.6[\mu\text{F}]$ の2つのコンデンサが並列に接続したとき，また，直列に接続したときの合成容量を求めよ．

練習問題6 $0.3[\mu\text{F}]$ と $0.7[\mu\text{F}]$ のコンデンサを直列に接続して$1000[\text{V}]$ の電圧を両端に加えたとき各コンデンサの電荷と電圧を求めよ．

練習問題7 図1・28のように，$C[\mu\text{F}]$ および $2C[\mu\text{F}]$ のコンデンサの接続において，合成容量を求めよ．

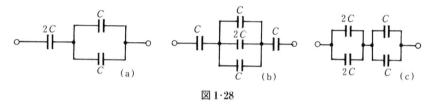

図1・28

1・4 電流と電荷

1・4・1 電流と電荷

電流は電子の流れであり，その方向は互いに反対である．つまり，電気の流れであり，例えて言えば，水道の蛇口から流れ出る水のようなものである．（図1・29）

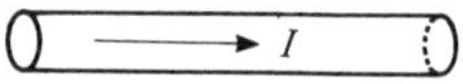

図1・29 電流

電流を表わす量記号に I，電流の強さの単位にアンペア $[\text{A}]$ を用いる．

その他に，mA(ミリアンペア)，μA(マイクロアンペア) などが使われる．例えば，$1[\text{mA}] = 10^{-3}[\text{A}]$，$1[\mu\text{A}] = 10^{-6}[\text{A}]$ になる．
$1[\text{A}]$ の電流が1秒間流れたときに移動する電気の量を電気量（電荷）の単位とし，これを1クーロン$[\text{C}]$ という．したがって，t 秒間に Q クーロンの電気量が通過すると，電流 $I[\text{A}]$ は

$$I = \frac{Q}{t} [\text{A}]$$

となる．電流の流れる通路を電気回路，または回路という．（図1・30）

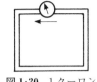

図1・30　1クーロン

このように，回路の中を電流が流れるのは，回路に電気的圧力が作用して，それによって電流が流れる．この電気的圧力を電圧と呼んでいる．

電圧の単位にボルト[V]を用いる．その他に，kV（キロボルト）などが使われる．例えば1[kV]=10³[V]になる．

図1・31のように，電線のAB間に電圧を加えたら電流がA点からB点の方へ流れた．これは，A点はB点より電位が高いため電流が流れたことになる．AB間の電位の差を電位差（電圧）という．

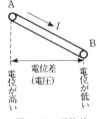

図1・31　電位差

電圧を発生して電流を流すもととなる電気的原動力を，起電力という．また，電流の供給を受けてある種の働きをするものを負荷といい，電池や発電機のように電流を供給するものを電源と呼んでいる．

【例題1-11】　2秒間に10[C]の電荷が移動したときに生じる電流は何[μA]か．

【解】　$I=\dfrac{Q}{t}$ より，$I=\dfrac{10}{2}=5[A]$

$=5\times 10^6[\mu A]$

【例題1-12】　2秒間に500億個の電子が導体を通過したときの電気量と電流の大きさは何[C]，何[A]か．

【解】　$Q=500\times 10^8\times 1.602\times 10^{-19}=8.01\times 10^{-9}[C]$

$I=8.01\times 10^{-9}\times \dfrac{1}{2}=4.005\times 10^{-9}[A]$

1·5 磁界

1·5·1 磁界

磁気が作用する空間を磁界または磁場という．（図1·32）

1wbの磁気量を持つ磁極が受ける力が1Nであるとき，磁界の強さを1N/wbまたは1AT/mと決める．こうすればm[wb]である磁極が磁界の強さH[N/wb]から受ける力F[N]は

$$F = mH$$

で表わすことができる．

図1·32

【例題1-13】 真空中で，5[AT/m]の磁界の中に2×10^{-4}[wb]の磁極を置くとき，磁極に及ぼす磁界の力を求めよ．

【解】
$$\begin{aligned} F &= mH \\ &= 2 \times 10^{-4} \times 5 \\ &= 1 \times 10^{-3} [\mathrm{N}] \end{aligned}$$

|練習問題8| 空気中に4×10^{-6}wbの磁極を置いたら2×10^{-4}Nの力が働いた．このときの磁界の強さはいくらか．

1·5·2 磁束密度 B

1wbの磁極からは1本の磁束が出ている．磁束の単位はwbを使い，単位面積あたりに何本の磁束が貫いているかを表わす量を磁束密度Bという．（図1·33）

$$B = \mu_0 H [\mathrm{wb/m^2}]$$

で表わし，1T（テスラ）を使うことも多い．核磁気共鳴診断装置では0.5T，1.5Tなどと使う．また，磁束

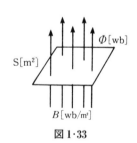

図1·33

を ϕ[wb], 面積を S[m²] とすると

$$B=\frac{\phi}{S}[\text{wb/m}^2]$$

$1\text{wb/m}^2 = 10^4$ ガウス

【例題 1-14】 面積10cm² を貫く磁束が 5×10^{-3}wb である．この場合の磁束密度はいくらか．

【解】 $B=\dfrac{\phi}{S}=\dfrac{5\times10^{-3}[\text{wb}]}{10[\text{cm}^2]}=5[\text{wb/m}^2]$

1・5・3 磁極間に働く力

磁気量（磁荷）を m_1, m_2 としてN極とS極の距離を r とすれば，磁極間に働く力 F は

$$F=k_m\cdot\frac{m_1\cdot m_2}{r^2}$$

で与えられる．（図1・34）これを磁気に関するクーロンの法則という．

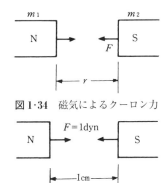

図1・34 磁気によるクーロン力

図1・35

1・5・4 磁極の強さ

真空中で距離1cmの磁極間に働く力が1dynであるとき，1emuの磁極の強さといい，1エルステッドということもある．これは 1.26×10^{-7}wb となる．（図1・35）

これを1cgsemu (1cgs 電磁単位) という．この場合は $k_m=1$ となるので

$$F=\frac{m_1\cdot m_2}{r^2}$$

と表わすことができる．

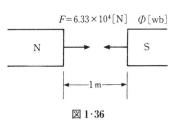

図1・36

第1章　電界と磁界

　また，真空中において距離を 1m とし，磁極間に働く力が 6.33×10^4N となるとき，磁気の強さを 1wb という．（図 1·36）

　磁気量を m_1，m_2[wb]，距離を r[m] とした力を F[N] とすると

$$F = \frac{1}{4\pi\mu_0} \cdot \frac{m_1 \cdot m_2}{r^2}$$

であり，k_m と μ_0 との関係は次のようになる．

$$k_m = \frac{10^7}{(4\pi)^2} = 6.33 \times 10^4 \left[\frac{\mathrm{N \cdot m}^2}{\mathrm{wb}^2}\right]$$

$$\mu_0 = 4\pi \times 10^{-7} \left[\frac{\mathrm{wb}^2}{\mathrm{N \cdot m}^2}\right] = 1.26 \times 10^{-6} \left[\frac{\mathrm{wb}^2}{\mathrm{N \cdot m}^2}\right]$$

この μ_0 を真空の透磁率という．

$$\therefore \quad k_m = \frac{1}{4\pi\mu_0}$$

　真空中の誘電率を ε_0，光速度を c とすれば

$$\varepsilon_0 \cdot \mu_0 = \frac{1}{c^2}$$

故に

$$\varepsilon_0 = \frac{1}{4\pi} = \frac{10^7}{c^2}$$

これから k_0，k_m は

$$k_0 = \frac{1}{4\pi\varepsilon_0} = \frac{c^2}{10^7}$$

$$k_m = \frac{1}{4\pi\mu_0} = \frac{10^7}{(4\pi)^2}$$

となる．しかし，真空以外では，これらと異なり，

$$F = \frac{1}{\mu_r} \cdot \frac{1}{4\pi\mu_0} \cdot \frac{m_1 \cdot m_2}{r^2}$$

である．

　ここで示されている μ_r を比透磁率という．また，

$$\mu = \mu_r \cdot \mu_0$$

24

を物質の透磁率という．

【例題 1-15】 真空中において，4×10^{-2}wb と 3×10^{-4}wb の磁荷が 50 cm の距離にあるとき，磁荷の間に働く力を求めよ．

【解】 $F = 6.33\times10^{4} \times \dfrac{4\times10^{-2}\times3\times10^{-4}}{(0.5)^{2}}$

$= 3.04 [\text{N}]$

1・6　電界および磁界中の荷電粒子の運動

1・6・1　電界中の電子の運動

図 1・37 のように平等電界 $E[\text{V/m}]$ の中で，電子が受ける力 $F[\text{N}]$ は

$$F = eE = \frac{eV}{d} \tag{1・38}$$

であり，加わる力の方向は電界の方向と逆である．初速度 0 の電子が，電位差 $V[\text{V}]$ の 2 点間を移動するときの最終速度 $v[\text{m/s}]$ は $eV = \dfrac{1}{2}mv^{2}$ より次の式で与えられる．

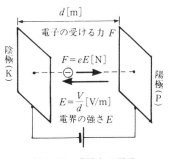

図 1・37　磁界中の電子

$$v = \sqrt{\frac{2eV}{m}} \approx 5.93\times10^{5}\sqrt{V}\,[\text{m/s}] \tag{1・39}$$

ただし，m は電子の静止質量（$\fallingdotseq 9.109\times10^{-31}\,[\text{kg}]$）である．

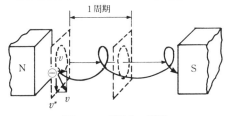

図 1・38　磁界中の電子

第1章　電界と磁界

1・6・2　磁界中の電子の運動

静止している電子は，磁界が加わっても電磁力を受けないが，磁界中を移動する電子は，フレミングの左手の法則に従って力を受ける．図1・38のように，速度 v[m/s] の電子が，磁束密度 B[T] の磁界に垂直に進入すると力 F[N] が働く．

$$F=evB=\frac{mv^2}{r} \tag{1・40}$$

この力 F によって電子は等速円運動をする．これをサイクロトロン運動という．(1・40)式から円運動の半径 r および周期 T は次の式で与えられる．

$$r=\frac{mv}{eB} \tag{1・41}$$

$$T=\frac{2\pi r}{v}=\frac{2\pi m}{eB} \tag{1・42}$$

【例題 1-16】　電子を真空中の平等磁界の中に直角に進入させたとき，(1) 電子の速度，(2) 電子に働く力 F[N]，(3) 円軌道の半径 r[m] (4) 角速度 ω [rad/s]，(5) 周期 T[s] を求めよ．ただし，電子の加速電圧を 100[V]，磁界の磁束密度を 2×10^{-3} [wb/m²] とする．

【解】　(1) 電子の速度 v は　$v=5.93\times10^5\times\sqrt{100}=5.93\times10^6$[m/s]

(2) 電子に働く力 F は　$F=1.602\times10^{-19}\times5.93\times10^6\times2\times10^{-3}$

$$\fallingdotseq1.9\times10^{-15}[N]$$

(3) 円軌道の半径 r は　$r=\dfrac{9.109\times10^{-31}\times5.93\times10^6}{1.602\times10^{-19}\times2\times10^{-3}}\fallingdotseq1.69\times10^{-2}[m]$

(4) 角速度 ω は　$\omega=\dfrac{v}{r}\fallingdotseq3.51\times10^8[rad/s]$

(5) 周期 T は　$T=\dfrac{2\pi}{\omega}\fallingdotseq1.78\times10^{-8}[s]$

1・6・3　二極管

二極管は，構造上最も簡単な真空管である．図1・39に示すように，陰極と陽極の2つの電極だけをもっている．陰極を加熱すると電子が発生する．その

1·6 電界および磁界中の荷電粒子の運動

とき陽極に正の電圧を加えると陽極電流が流れるが，負の電圧を加えると電流は流れないので整流器として使用できる．いま，陰極電圧を T_1 一定に保ち，陽極電圧 V_p を上昇するとしだいに陽極電流 I_p が増加し，ある値で頭打ちになりほぼ一定になる．つぎに陰極電圧を上昇させて T_2 にすると陽極電流 I_p が上昇する．図 1·40 の (1) を初速度電流領域，(2) を空間電荷領域，(3) を温度

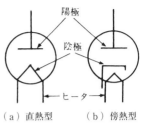

図 1·39　二極管の図記号

飽和領域または温度制限領域という．図の (1) では，陰極の金属から放出された電子が初速度をもち，陰極に達すると電流が流れるので初速度電流領域という．図の (2) では，陽極電圧 V_p が低い領域では，陰極から放出された電子の一部がその付近の空間に分布する．これを空間電荷という．陽極に到達する電子の数は，電子の密度（V_p に比例）と走行速度（$\sqrt{V_p}$ に比例）との積に比例する．陽極電流 I_p は

$$I_p = KV_p\sqrt{V_p} = KV_p^{\frac{3}{2}} \tag{1·43}$$

で与えられ，空間電荷制限電流と呼ばれる．K はパービアンスといい，電極の形，寸法で決まる定数である．(1·43) 式は $\frac{3}{2}$ 乗法則とよばれる．図の (3) では，陽極電圧 V_p が十分に大きく，電子を吸収する力が大きいため空間電荷は消滅し，陰極から放出された電子のすべてが陽極に到達する．したがって，陽極電流 I_p は陰極温度によって決まる一定値

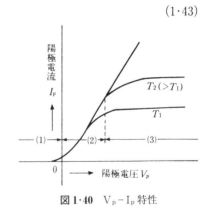

図 1·40　V_p-I_p 特性

となる．この領域では，陰極温度を上昇させると I_p が大きくなる．

【例題 1-17】　二極管の空間電荷領域における陽極電圧 V_p が 20V のとき，陽極電流 I_p が 100mA であった．V_p を 25V にすると I_p はいくらになるか．ま

た，パービアンス K はいくらか．

【解】　$I_p = K \times V_p^{\frac{3}{2}}$ より

$100 \times 10^{-3} = K \times 20^{\frac{3}{2}}$

$I_p = K \times 25^{\frac{3}{2}}$ より

$I_p = 100 \times \left(\dfrac{25}{20}\right)^{\frac{3}{2}} \fallingdotseq 140 [\mathrm{mA}]$

$K = \dfrac{I_p}{V_p^{\frac{3}{2}}} = \dfrac{100 \times 10^{-3}}{20^{\frac{3}{2}}} = \dfrac{100 \times 10^{-3}}{(\sqrt{20})^3}$

$\fallingdotseq 1.11 \times 10^{-3} [\mathrm{A/V^{\frac{3}{2}}}]$

1・6・4　電子ビーム管

電子ビーム管は，陰極から放出した電子を電子銃で収束・加速し，電子ビームをつくる．この電子ビームを蛍光面に衝突させ蛍光を発する．このとき電子ビームに電界・磁界を作用させ，蛍光面に軌跡を描かせる．

(1) ブラウン管

ブラウン管は，電子ビームを放出する電子銃と，ビームを上下，左右にふらせる偏向部，衝突したビームを発光させる蛍光面の3つの主要部分から構成される．偏向装置には，静電偏向と電磁偏向があり，図1・41は静電偏向形ブラウン管の構造である．

静電偏向形ブラウン管は，波形観測用のシンクロスコープやオシロスコープ

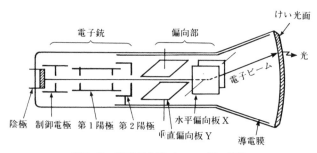

図1・41　静電偏向形ブラウン管の構造

に使用され，電磁偏向形はテレビジョン用ブラウン管に使用されている．

【例題 1-18】 ブラウン管の水平・垂直偏向板間に同時に電圧を加えると，輝点はどのように変化するか．

【解】 ブラウン管の中心点を 0 にあわせると x 軸方向に水平電圧，y 軸方向に垂直電圧が印加されるため，管面の輝点は各電圧の座標点に移動する．

(2) 撮像管

撮像管はテレビカメラの中にある電子管で，被写体をその明るさに応じた映像信号電流に変換する装置である．被写体の種類や周囲の明るさなどによって，イメージオルシコンやビジコンなどが使い分けられている．図 1·42 はビジコンの構造図である．ターゲットに光導電物質が塗られており，この上にレンズからの光による像が結ばれると，光の強弱によって光導電膜各部分の導電性が異なる．これを走査すると，外部に映像電流を取り出すことができる．

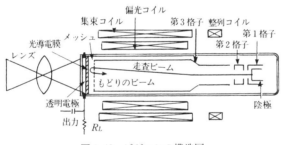

図 1·42 ビジコンの構造図

1·6·5 光電子増倍管

2 次電子を放出する電極を用いて，光電子を $10^5 \sim 10^7$ 倍に増倍する．金属の表面に，ある程度のエネルギーを持った電子を衝突させると二次電子が放出される．この金属に二次電子放出能が 1 より大きいものを用いると，図 1·43 に示すように，電子放出を次々

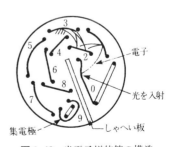

図 1·43 光電子増倍管の構造

第1章　電界と磁界

にくりかえすことにより大きな電流が得られる．

　光の測定や分光分析の検出器などに使われている．

【例題 1-19】　光電子増倍管の電極に電子が1個入射すると，二次電子が2個生じるとする．電極が10個あるとすると，電子1個の入射によって最終的に何個の電子が生ずるか．

【解】　$2^{10} = 1024$ 個

章末問題

1. 真空中において，$Q_1 = 3 \times 10^{-2}$[C]，$Q_2 = 6 \times 10^{-2}$[C] の電荷が 5[m] の距離にある．これらの間に働く静電力はいくらか．

2. 空気中で 500×10^{-3}[C] の電荷から，10[cm] 離れた点の電束密度および電界の強さを求めよ．

3. $l = 10$[mm] で 1000[pF] の静電容量の平行板空気コンデンサを作るには，電極の面積はいくらか．（図 1·44）

4. 平行板空気コンデンサに，図 1·45 のように間隔の半分に比誘電率 4 の誘電体を入れると，静電容量はもとの何倍か．

5. 10[μF] のコンデンサを 1[kV] の電圧で充電したときのエネルギーは何 J になるか．

6. 等しい静電容量のコンデンサを 4 個並列に接続したときの合成容量は，4 個直列に接続したときの合成容量の何倍か．

7. 静電容量がそれぞれ C_1, C_2, C_3[μF] の 3 つのコンデンサが図 1·46 のように接続されているとき，合成容量および各部の電圧 V_1, V_2 [V] を求めよ．ただし，$C_1 = C_2 = C_3 = 10$ [μF]，$V = 100$[V] とする．

8. 絶縁油中のある点で，30×10^{-6}[C] の電荷が

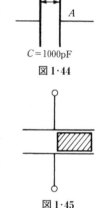

図 1·44

図 1·45

図 1·46

$18\times10^{-6}[\mathrm{N}]$ の静電力を受けるとき,この点の電界の強さを求めよ.

◆**練習問題解答**◆

1. 空気中は真空中と同じに考えてよいから

    $f=9\times10^9\times\dfrac{Q_1Q_2}{r^2}$ より

    ∴ $f=9\times10^9\times\dfrac{(12\times10^{-3})^2}{(20\times10^{-2})^2}=9\times10^9\times3.6\times10^{-3}=3.24\times10^7[\mathrm{N}]$

2. $f=\dfrac{1}{4\pi\varepsilon_0\varepsilon_S}\cdot\dfrac{Q_1Q_2}{r^2}$ より

    ∴ $f=9\times10^9\times\dfrac{1}{2.4}\times\dfrac{20\times10^{-2}\times50\times10^{-2}}{(50\times10^{-3})^2}$

    $=9\times10^9\times\dfrac{1}{2.4}\times4000=15000\times10^9$

    $=1.5\times10^{13}[\mathrm{N}]$

3. $E=9\times10^9\times\dfrac{Q}{r^2}=9\times10^9\times\dfrac{2}{1^2}=1.8\times10^{10}[\mathrm{V/m}]$

4. $f=qE$ より $E=\dfrac{f}{q}$

    ∴ $E=\dfrac{f}{q}=\dfrac{0.2\times10^{-4}}{4\times10^{-4}}=0.05[\mathrm{V/m}]$

5. $C=0.4+0.6=1.0[\mu\mathrm{F}]$ (図1・47)

    $C=\dfrac{0.4\times0.6}{0.4+0.6}=\dfrac{0.24}{1.0}=0.24[\mu\mathrm{F}]$ (図1・48)

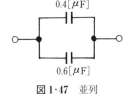

図1・47 並列

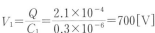

図1・48 直列

6. 直列回路の場合(図1・49),電荷はすべて等しい.

    合成容量は $C=\dfrac{0.3\times0.7}{0.3+0.7}=0.21[\mu\mathrm{F}]$

    $Q=CV=0.21\times10^{-6}\times1000$

    $=2.1\times10^{-4}[\mathrm{C}]$

    $V_1=\dfrac{Q}{C_1}=\dfrac{2.1\times10^{-4}}{0.3\times10^{-6}}=700[\mathrm{V}]$

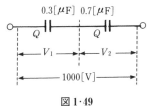

図1・49

第 1 章　電界と磁界

$$V_2 = \frac{Q}{C_2} = \frac{2.1 \times 10^{-4}}{0.7 \times 10^{-6}} = 300 [\text{V}]$$

$$(V_2 = 1000 - V_1 = 300 [\text{V}])$$

7. (a) $C = \dfrac{2C \times (C+C)}{2C + (C+C)} = \dfrac{4C^2}{4C} = C [\mu\text{F}]$

   (b) $C = \dfrac{C \times (C+2C+C) \times C}{C \times (C+2C+C) + (C+2C+C) \times C + C \times C}$

   $\quad = \dfrac{4C^3}{9C^2} = \dfrac{4}{9}C \fallingdotseq 0.44C [\mu\text{F}]$

   (c) $C = \dfrac{(2C+2C) \times (C+C)}{(2C+2C) + (C+C)} = \dfrac{8C^2}{6C} \fallingdotseq 1.33C [\mu\text{F}]$

8. $H = \dfrac{F}{m} = \dfrac{2 \times 10^{-4} [\text{N}]}{4 \times 10^{-6} [\text{wb}]} [\text{AT/m}]$

◆章末問題解答◆

1. $\begin{aligned} f &= 9 \times 10^9 \times \frac{Q_1 Q_2}{r^2} = 9 \times 10^9 \times \frac{3 \times 10^{-2} \times 6 \times 10^{-2}}{5^2} \\ &= 9 \times 10^9 \times 0.72 \times 10^{-4} \\ &= 6.48 \times 10^5 [\text{N}] \end{aligned}$

2. 電界の強さ　$E = 9 \times 10^9 \times \dfrac{Q}{r_2} = 9 \times 10^9 \times \dfrac{500 \times 10^{-3}}{(10 \times 10^{-2})^2} = 4.5 \times 10^{11} [\text{V/m}]$

   電束の密度　$D = \varepsilon_0 \times E = 8.855 \times 10^{-12} \times 4.5 \times 10^{11} \fallingdotseq 3.98 [\text{C/m}^2]$

3. $C = 8.855 \times 10^{-12} \times \dfrac{A}{l}$ より

   $A = \dfrac{lC}{8.855 \times 10^{-12}} = \dfrac{10 \times 10^{-3} \times 1000 \times 10^{-12}}{8.855 \times 10^{-12}} \fallingdotseq 1.13 [\text{m}^2]$

4. 電極板の間隔 $l [\text{m}]$，電極板に加わる電圧 $V [\text{V}]$，断面積 $A [\text{m}^2]$ とする．最初の空気だけの誘電体のときの静電容量 C_0（図 1·50(b)）は $C_0 = \dfrac{\varepsilon_0 A}{C} [\text{F}]$ となる．半分に誘電体を入れた場合（図 1·50(a)），C_1 の方は，

空気だけ，C_2 の方は比誘電率 4 の誘電体が入ったコンデンサ C_1，C_2 が並列になったと同じであるから（図 1・51）

$C = C_1 + C_2 = \dfrac{\varepsilon_0 A/2}{l} + \dfrac{\varepsilon_0 \varepsilon_s A/2}{l}$

$\quad = \dfrac{\varepsilon_0}{l} \times \dfrac{A}{2} + \dfrac{\varepsilon_0 \varepsilon_s}{l} \times \dfrac{A}{2}$

$\quad = \dfrac{\varepsilon_0 A}{2l}(1+\varepsilon_s)$

$\quad = \dfrac{C_0}{2}(1+4)$

$\quad = \dfrac{5}{2} C_0$

$\quad = 2.5 C_0$

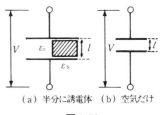

（a）半分に誘電体　（b）空気だけ

図 1・50

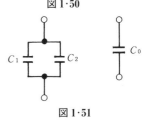

図 1・51

半分に比誘電率 4 の誘電体を入れると，静電容量はもとの 2.5 倍になる．

5. $W = \dfrac{1}{2} C V^2$ より　$W = \dfrac{1}{2} \times 10 \times 10^{-6} \times (1 \times 10^3)^2 = 5[\mathrm{J}]$

6. 1つのコンデンサの静電容量を $C[\mu\mathrm{F}]$ とすると，並列の場合は

$C + C + C + C = 4C$　直列の場合は $\dfrac{1}{\dfrac{1}{C}+\dfrac{1}{C}+\dfrac{1}{C}+\dfrac{1}{C}} = \dfrac{C}{4}$

よって，$4C \div \dfrac{C}{4} = 4C \times \dfrac{4}{C} = 16$ 倍になる．

7. 合成容量　$C = \dfrac{1}{\dfrac{1}{C_1}+\dfrac{1}{C_2+C_3}} = \dfrac{C_1(C_2+C_3)}{C_1+(C_2+C_3)} = \dfrac{10(10+10)}{10+(10+10)} \fallingdotseq 6.67[\mu\mathrm{F}]$

各部の電圧　$V_1 = \dfrac{C}{C_1} V = \dfrac{C_2+C_3}{C_1+C_2+C_3} = \dfrac{10+10}{10+10+10} \times 100 = 66.7[\mathrm{V}]$

$V_2 = V - V_1 = 100 - 66.7 = 33.3[\mathrm{V}]$

（別解）　$V_2 = \dfrac{C}{C_2+C_3} V = \dfrac{C_1}{C_1+C_2+C_3} V = \dfrac{10}{30} \times 100 = 33.3[\mathrm{V}]$

8. $f = qE$ より　$E = \dfrac{f}{q} = \dfrac{18 \times 10^{-6}}{30 \times 10^{-6}} = 0.6[\mathrm{V/m}]$

第2章
電流と磁界との相互作用

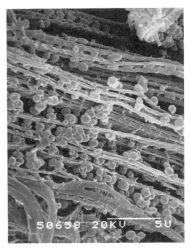

心筋細胞　丸い粒子は
ミトコンドリア×3000

第2章 電流と磁界との相互作用

2·1 電流と磁気

2·1·1 直線電流の作る磁界

無限に長い導線に電流が流れていると，その導線のまわりに同心円状に磁界が生じる．そして，磁界の向きは右ネジが進む向きに電流の流れる方向をとると，回転方向と一致する．（図2·1）

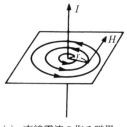 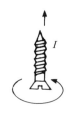

(a) 直線電流の作る磁界　　(b) 右ネジの進む方向に電流が流れる．

図 2·1

導線と垂直な平面内で O 点から r[m] の距離にある点 P の磁界の強さ H は

$$H = \frac{I}{2\pi r}$$

で表わされる．（図2·2）

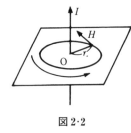

図 2·2

【例題 2-1】 5A の電流から 20cm 離れている点の磁界の強さを求めよ．

【解】 $H = \dfrac{I}{2\pi r}$

$= \dfrac{5}{2 \times 3.14 \times 0.2}$

$= 3.98$ [A/m]

2・1・2 ビオ・サバールの法則

導線上の微小部分 ds に電流が流れている。ds と角 θ をなす距離 r の点における磁界の強さは

$$dH = \frac{1}{4\pi} \cdot \frac{I \cdot ds}{r^2} \cdot \sin\theta$$

である。これをビオ・サバールの法則という。
(図2・3)

これを使うと磁界の強さが $H = \dfrac{I}{2\pi r}$ であることを証明できる。しかし、この証明法はやや難しい (図2・4)。

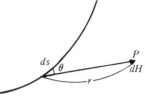

図2・3 ビオ・サバールの法則

証明

$$\frac{a}{r} = \sin\theta = \cos\phi$$

$$a = \frac{r}{\cos\phi}$$

$$\therefore a^2 = \frac{r^2}{\cos^2\phi}$$

$$\frac{\mathrm{AB}}{ds} = \cos\phi, \quad \mathrm{AB} = a d\phi$$

$$\therefore ds = \frac{a d\phi}{\cos\phi} = \frac{r d\phi}{\cos^2\phi}$$

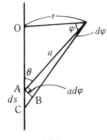

図2・4

ビオ・サバールの法則から

$$dH = \frac{1}{4\pi} \cdot \frac{I\sin\theta}{a^2} \cdot ds$$

$$= \frac{1}{4\pi} \cdot \frac{\cos^2\phi}{r^2} \cdot \frac{r d\phi}{\cos^2\phi} \cdot \cos\phi$$

$$= \frac{1}{4\pi} \cdot \frac{\cos\phi}{r} \cdot d\phi$$

ϕ について $-\dfrac{\pi}{2}$ から $\dfrac{\pi}{2}$ まで積分すれば (0 から $\dfrac{\pi}{2}$ までの2倍)

$$H = \frac{I}{4\pi r} \cdot 2 \cdot \int_0^{\frac{\pi}{2}} \cos\phi \, d\phi = \frac{I}{2\pi r}$$

2·1·3 ソレノイドの作る磁界

鉄心に導線をコイルのように巻いたものをソレノイドという（図2·5）．

ソレノイドに電流を流したとき，ソレノイドの内部に作られる磁界の強さ H は

$$H = nI \, [\mathrm{AT/m}]$$

である．

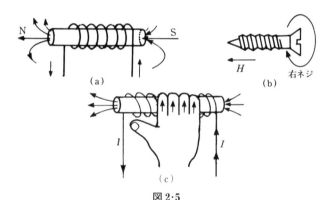

図2·5
親指の向きはコイルに発生する磁界の向きと一致する(右手の指)

【例題2-2】 長さ40cmのソレノイドに1000回巻いてある．これに50mAの電流を流したとき，ソレノイド内部の磁界の強さを求めよ．

【解】 $H = nI = \dfrac{N}{d} \cdot I$

$\qquad = \dfrac{1000}{0.4} \times 0.05 = 125 \, [\mathrm{AT/m}]$

2·1·4 電流が磁界から受ける力

導線の長さを l，導線と磁界のなす角を $\theta \, [\mathrm{rad}]$ とし，磁束密度を

$B[\mathrm{wb/m^2}]$ とすれば,導線に働く力 F は
$$F = BIl\sin\theta [\mathrm{N}]$$
で表わされ,フレミングの左手の法則という.扇風機,冷蔵庫,洗濯機などすべて,我々はフレミングの左手の法則に世話になっている.(図2·6)

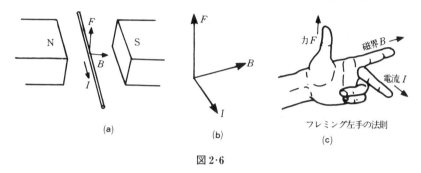

図2·6

【例題 2-3】 導線に100mAの電流が流れている.これを磁束密度100wb/m²の磁界を垂直に置いたとき,長さ50cmの導線に働く力を求めよ.
【解】　　$F = \mu_0 HIl$
　　　　　　$= BIl = 100 \times 0.1 \times 0.5$
　　　　　　$= 5[\mathrm{N}]$

フレミングの右手の法則と左手の法則がある.これらの区別をどうすればよいか.導線が磁力線を切る場合,誘導起電力の向きはどちらかと考える.カッターナイフで紙を切るのは右手である.電流が磁界から受ける力は逆に左手の法則を使う.こうして電流は右手,力は左手とすれば比較的に憶えやすくなる.

2·1·5 平行な導線間に働く力

平行な導線に電流 I_1, I_2 が流れている.電流 I_1 が $r[\mathrm{m}]$ の距離に作る磁界は
$$H_1 = \frac{I_1}{2\pi r}$$
である.この磁界中に電流 I_2 が流れている.導線 I_2 が1m当たり受ける力の大きさは

$$F = I_2 B_1$$
$$= \mu_0 I_2 H_1$$
$$= \mu_0 \cdot \frac{I_1 \cdot I_2}{2\pi r} [\text{N/m}]$$

【例題 2-4】 平行な導線を 20cm 離して，反対向きに 10A，10A の電流を流すとき，導線 50cm の長さが受ける力を求めよ．ただし，$\mu_0 = 1.26 \times 10^{-6}$ とする．

【解】 $F = \mu_0 \cdot \dfrac{I_1 \cdot I_2}{2\pi r}$

$$= 1.26 \times 10^{-6} \times \frac{10 \times 10}{2 \times 3.14 \times 0.2} \times 0.5$$
$$= 5.00 \times 10^{-4} [\text{N}]，斥力である．$$

2·1·6　ローレンツの力

電子などの荷電粒子が磁束密度 $B[\text{wb/m}^2]$ の磁力線を横切って，速度 v で運動するとき，荷電粒子の受ける力 F は

$$F = Bev \sin \theta$$

で表わされる．e は荷電粒子の電荷 e（クーロン），θ は磁界と荷電粒子の運動方向のなす角である．θ が 90°であれば

$$F = Bev$$

である．

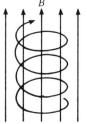

図 2·7 荷電粒子のらせん運動

荷電粒子が磁界に対して斜め θ 方向に初速度 v で打ち出される場合や，磁界と電界が平行に作用している空間に，垂直方向に打ち出される場合は，磁界により円運動を，電界により等速度運動を行うので，らせん状の運動を行うことになる（図 2·7）．

2·2 誘導作用

コイルを貫く磁束を急速に変化させると，起電力が生じる．この現象は電磁誘導とよばれる．変圧器の起電力や発電機の作用は，この働きを利用したものである．

2·2·1 電磁誘導

図 2·8(a) に示すように，コイル B に電流を流すと磁束が発生する．コイル B をコイル A に急速に近づけると，コイル A を貫く磁束が増加する．検流計の振れの方向から，矢印の方向に電流が流れたことがわかる．また図 2·8(b) では，スイッチ S を入れる

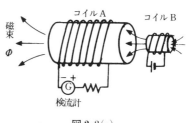

図 2·8(a)

と，その瞬間だけ検流計 G が振れ，スイッチ S をきると逆方向に振れる．これはコイル D に電圧が発生したことを示す．このように，コイル内の磁束が変化したり，導体が磁束を切ることによって，起電力が誘導され，回路に電流が流れる．

このような現象を電磁誘導といい，発生した電圧を誘導電圧または誘導起電力といい，流れる電流は誘導電流とよばれる．

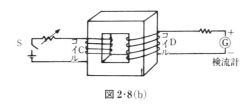

図 2·8(b)

2·2·2 誘導起電力

磁界中で導体が磁束を切ると誘導起電力が発生する．その方向は図 2·9 に示

すように，フレミングの右手の法則によって表わされる．右手の三指（親指，人差し指，中指）を互いに直角に開き，親指を運動の方向，人差し指を磁束（磁界）の方向に合わせると，中指の方向が誘導起電力の方向となる．

図2・8(a)では，コイルBをコイルAに近づけると検流計は⊕の方向に振れ，遠ざけると⊖の向きに振れる．図2・8(b)では，スイッチを入れると⊕の方向に振れ，切ったときは⊖の方向に振れる．すなわち誘導起電力の方向は，もとの磁束の変化を妨げるような方向に生じる．これをレンツの法則という．

起電力の大きさは，コイルを貫く磁束が毎秒変化する量と，コイルの巻数との積に比例する．これを電磁誘導に関するファラデーの法則という．したがって，レンツの法則とファラデーの法則により，巻数 N のコイルの磁束 ϕ が，微小時間 Δt [s] 間に $\Delta\phi$ [wb] だけ変化したとすると，そのとき生じる誘導起電力 e [v] は

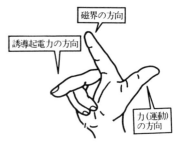

図2・9 フレミングの右手の法則

$$e = -N\frac{\Delta\phi}{\Delta t}[\text{V}] \qquad (2\cdot1)$$

で表わされる．（−）符号は，e が $\Delta\phi$ に対し，変化を妨げる方向に生じることを表わす．

【例題 2-5】 巻数400回のコイルを貫く磁束が，0.1秒間に 3×10^{-3} [wb] から 5×10^{-3} [wb] まで変化した．このときコイルに生じる誘導起電力を求めよ．

【解】 誘導起電力 e は (2・1) 式より

$$e = -N\frac{\Delta\phi}{\Delta t}[\text{V}]$$

$$= 400 \times \frac{(5-3)\times10^{-3}}{0.1} = 8[\text{V}]$$

2・2・3 自己誘導

図2・10に示すように，コイルに流れる電流 I が ΔI だけ変化すると，コイル

内の磁束 Φ が $\Delta\phi$ だけ変化し，その磁束の変化を妨げる方向に起電力が発生する．この現象を自己誘導といい，コイル内に発生する起電力を自己誘導起電力という（注：コイルの電流が減少すると，起電力の方向は逆方向になる）．

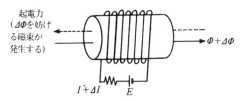

図2・10 起電力（$\Delta\phi$ を妨げる磁束が発生する）

自己誘導の程度を表わすものを自己インダクタンスという．電流が1秒間に1アンペアの割合で変化するとき，1ボルトの誘導起電力を発生するような自己インダクタンス L を1ヘンリー[H]と定める．Δt[s]間に電流が ΔI[A] 変化し，磁束が $\Delta\phi$[wb] 変化したとすれば，誘導起電力 e[V] は，$\Delta\phi$ が ΔI に比例するので

$$e = -N\frac{\Delta\phi}{\Delta t} = -L\frac{\Delta I}{\Delta t} \text{[V]} \tag{2・2}$$

となる．自己インダクタンス L[H] は，$N\Phi = LI$ から

$$L = \frac{N\phi}{I} \text{[H]} \tag{2・3}$$

で表わされる．

【例題 2-6】 巻数が100回のコイルに5[A]の電流を流したところ，0.02[wb]の磁束が生じた．このコイルの自己インダクタンスを求めよ．

【解】 式(3・3)より

$$L = \frac{N\phi}{I}$$

$$= \frac{100 \times 0.02}{5} = 0.4\text{[H]}$$

2・2・4 相互誘導

図2・11に示すように，一次コイルのスイッチ S を閉じると電流が流れる．

43

第 2 章　電流と磁界との相互作用

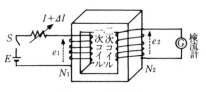

図 2・11　相互誘導

　一次コイルに発生した磁束は二次コイルを貫く．そこで一次コイルの電流 I を ΔI だけ変化すると，二次コイルを貫く磁束 Φ が $\Delta \phi$ だけ変化する．電磁誘導により一次コイルの電流を変化することによって，二次コイルに誘導起電力が生じる．一次コイルの電流を変化することによって，二次コイルに起電力を誘導する現象を相互誘導という．この場合，二次コイルに生じる起電力の方向はレンツの法則にしたがう．

　相互誘導の程度を表わすものを相互インダクタンスという．電流が 1 秒の間に 1 アンペアの割合で変化するとき，二次コイルに 1 ボルトの起電力が生じるような 2 個のコイルの間の相互インダクタンスを 1 ヘンリー [H] と定める．
Δt 秒間に一次コイルの電流が ΔI[A] 変化し，二次コイルの磁束が $\Delta \phi$[wb] 変化すると，N_2 回巻いた二次コイルに誘導される起電力 e_2[V] は

$$e_2 = -N_2 \frac{\Delta \phi}{\Delta t} [\text{V}] \tag{2・4}$$

で表わされる．ここで，$N_2 \Delta \phi$ は ΔI に比例するので，比例定数を M とすれば，e_2 は次式で表わされる．

$$e_2 = -N_2 \frac{\Delta \phi}{\Delta t} = -M \frac{\Delta I}{\Delta t} [\text{V}] \tag{2・5}$$

(2・5) 式の M は相互インダクタンスである．
相互インダクタンス M[H] は，$N_2 \phi = MI$ から

$$M = \frac{N_2 \phi}{I} [\text{H}] \tag{2・6}$$

で表わされる．

【例題 2-7】　コイル N_1（巻数 400 回）とコイル N_2（巻数 500）とが環状鉄心に巻いてある．コイル N_1 に 5[A] 流したところ，鉄心中の磁束が

2×10^{-3}[wb]になった.N_1,N_2間の相互インダクタンスMを求めよ.

【解】 式(2・6)より

$$M=\frac{N_2\phi}{I}$$

$$=\frac{500\times2\times10^{-3}}{5}=0.2[\text{H}]$$

2・3 インダクタンスとコイルの性質

2・3・1 自己インダクタンスと相互インダクタンスとの関係

図2・12に示すように自己インダクタンスがL_1[H],L_2[H]である二つのコイルが磁気的に結合し,相互インダクタンスがM[H]であるとする.今,一次コイルにI_1[A]の電流を流すとΦ_1[wb]の磁束が生じ,これが二次コイルと鎖交する.

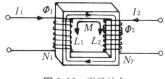

図2・12 電磁結合

(2・3)式,(2・6)式からL_1,M[H]は次の式で表わされる.

$$L_1=\frac{N_1\phi_1}{I_1}[\text{H}]$$

$$M=\frac{N_2\phi_1}{I_1}=\frac{N_2}{N_1}L_1[\text{H}] \tag{2・7}$$

次に二次コイルにI_2[A]を流すとΦ_2[wb]の磁束が生じ,これが一次コイルと鎖交する.L_2,M[H]は同様に

$$L_2=\frac{N_2\phi_2}{I_2}[\text{H}] \quad M=\frac{N_1\phi_2}{I_2}=\frac{N_1}{N_2}L_2[\text{H}] \tag{2・8}$$

となる.(2・7)式,(2・8)式から

$$L_1\times L_2=\frac{N_1\phi_1}{I_1}\times\frac{N_2\phi_2}{I_2}$$

$$=\frac{N_2\phi_1}{I_1}\times\frac{N_1\phi_1}{I_1}=M^2 \tag{2・9}$$

$$\therefore M = \sqrt{L_1 L_2} \qquad (2 \cdot 10)$$

一般に，一方のコイルから生じた磁束 Φ が全部他方のコイルと鎖交すれば，すなわち漏れ磁束がない場合には，L と M の間には式（2・10）が成り立つ．しかし実際には，漏れ磁束が生じるため，M は $\sqrt{L_1 L_2}$ より小さくなり

$$M = k\sqrt{L_1 L_2} \qquad (2 \cdot 11)$$

となる．k は両コイルの電磁結合の程度を表わすもので結合係数といい，この値は $0 < k \leq 1$ の範囲にある．

【例題 2-8】 自己インダクタンスが $L_1=120$[mH] と $L_2=30$[mH] の二つのコイルがある．結合係数 $k=80$[％] のとき，相互インダクタンス M はいくらになるか．

【解】 式（2・11）より

$$M = k\sqrt{L_1 L_2} = 0.8\sqrt{120 \times 10^{-3} \times 30 \times 10^{-3}}$$
$$= 48 \times 10^{-3} [\text{H}]$$
$$= 48 [\text{mH}]$$

2・3・2 うず電流

銅板のような導体を貫く磁束が変化すると，電磁誘導により導体に電流が流れる．この現象ではうず状に流れるので，うず電流という（図 2・13）．

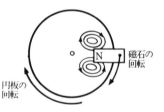

図 2・13 うず電流

うず電流が流れるとジュール熱の発生があり，導体の温度上昇がある．変圧器では導体中の磁束が変化するので，うず電流が発生する．これを防ぐため鉄板を何枚も重ねて作る．うず電流の量は周波数，磁束密度に比例するので，周波数が大きくなるほど熱の発生も大きくなる．これに対して，電磁調理器は，このジュール熱を利用している．

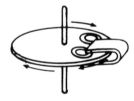

図 2・14 積算電力

また積算電力計は，うず電流と磁束による起電力で回転する．磁石を回転す

るかわりに回転磁界を用いてもよい（図 2・14）

X 線管の回転陽極の回転もこの原理によっている．

章末問題

1. 電流が 2A 流れている直線電流から 30cm の距離にある点の磁界の強さはいくらか．
2. 半径 20cm の導線を 10 回巻いたコイルに 2A の電流を流した．コイルの中心に生じる磁界の強さはいくらか．
3. 長さが 50cm のソレノイドコイルがある．巻数 100 回のとき，0.1A の電流が流れているソレノイドコイル内部に生じる磁界の強さはいくらか．
4. 10A の電流が流れている 2 本の導線が 10cm 離れている．電流が同じ向きに流れている導線 1m あたりに働く力はいくらか．
5. あるコイルに流れる電流を 0.02 秒間に 1A 変化させると，20V の誘導電圧が生じた．このコイルの自己インダクタンスを求めよ．
6. 図 2・15 に示すように A と B のコイルがある．コイル A で発生した磁束の 70%がコイル B を貫くとする．コイル A の磁束の変化が 0.2 秒間に 0.4wb のとき，コイル B に発生する起電力の大きさはいくらか．ただしコイル B の巻数は 600 回とする．

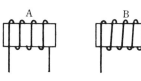

図 2・15

7. コイル A，コイル B を接近して置き，コイル A の電流を 0.1 秒間に 0.5A の割合で減少させたとき，コイル B に 30V の電圧を誘導した．AB 間の相互インダクタンスはいくらか．
8. 自己インダクタンスが 3H のコイルに 1A の電流を流すと 0.02wb の磁束が生じた．このコイルの巻数はいくらか．
9. 自己インダクタンスが 10mH のコイルに 250mA の電流を流した．発生する磁束はいくらか．ただしコイルの巻数を 200 回とする．
10. 二つのコイル N_1（巻数 16 回），N_2（巻数 28 回）がある．コイル N_2 に

第 2 章 電流と磁界との相互作用

0.4A の電流を流したところ，コイル N_1 には 0.02wb，N_2 には 0.01wb の磁束が貫いた．両コイルの自己インダクタンス L_1，L_2 および相互インダクタンス M を求めよ．

11. インダクタンスが 200mH のコイルに流れる電流 i を図 2·16 に示すように変化させたとき，コイルに誘導される電圧はどのようになるか図で示しなさい．

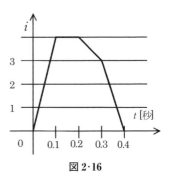

図 2·16

◆章末問題解答◆

1. $H = \dfrac{I}{2\pi r} = \dfrac{2}{2 \times 3.14 \times 0.3} = 1.06 [\text{AT/m}]$

2. $H = \dfrac{1}{2} \times \dfrac{2}{0.2} \times 10 = 50 [\text{AT/m}]$

3. $H = I \cdot \dfrac{N}{L} = 0.1 \times \dfrac{100}{0.5} = 20 [\text{AT/m}]$

4. $F = 2 \times 10^{-7} \times \dfrac{I_1 \cdot I_2}{r}$
   $= 2 \times 10^{-7} \times \dfrac{10 \times 10}{0.1} = 2 \times 10^{-4} [\text{N}]$

5. 自己誘導起電力 e は $e = L\dfrac{\varDelta I}{\varDelta t}$ より $20 = \dfrac{L \times 1}{0.02}$ ∴ $L = 0.4 [\text{H}]$

6. $e = N_2 \dfrac{\varDelta \phi_2}{\varDelta t}$ より $e = \dfrac{600 \times 0.4 \times 0.7}{0.2} = 840 [\text{V}]$

7. $e = M \dfrac{\varDelta I_1}{\varDelta t}$ より $30 = M \times \dfrac{0.5}{0.1}$ ∴ $M = 6 [\text{H}]$

8. $L = \dfrac{N\phi}{I}$ より $3 = \dfrac{N \times 0.02}{1}$ ∴ $N = 150$ 回

9. $L = \dfrac{N\phi}{I}$ より $10 \times 10^{-3} = \dfrac{200 \times \phi}{250 \times 10^{-3}}$ ∴ $\phi = 1.25 \times 10^{-5} [\text{wb}]$

10. コイル N_1 の自己インダクタンス L_1 は $L_1 = \dfrac{N_1 \phi_1}{I_1} = \dfrac{16 \times 0.02}{0.4} = 0.8 [\mathrm{H}]$

相互インダクタンス M は $M = \dfrac{N_2 \phi_2}{I} = \dfrac{28 \times 0.01}{0.4} = 0.7 [\mathrm{H}]$

結合係数 k は $k = \dfrac{\phi_2}{\phi_1} = \dfrac{0.01}{0.02} = 0.5$

$M = k\sqrt{L_1 L_2}$ より $0.7 = 0.5\sqrt{0.8 \times L_2}$ ∴ $L_2 = 2.45 [\mathrm{H}]$

11. $0 \sim 0.1$ 秒は $\dfrac{200 \times 10^{-3} \times 4}{0.1} = 8[\mathrm{V}]$, $\dfrac{di}{dt} > 0$

$0.1 \sim 0.2$ 秒は $0[\mathrm{V}]$, $\dfrac{di}{dt} = 0$

$0.2 \sim 0.3$ 秒は $\dfrac{200 \times 10^{-3} \times 1}{0.1} = 2[\mathrm{V}]$, $\dfrac{di}{dt} < 0$

$0.3 \sim 0.4$ 秒は $\dfrac{200 \times 10^{-3} \times 3}{0.1} = 6[\mathrm{V}]$, $\dfrac{di}{dt} < 0$

故に,誘導電圧を図示すると図 2·17 となる.

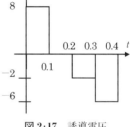

図 2·17　誘導電圧

第3章　電気工学の基礎

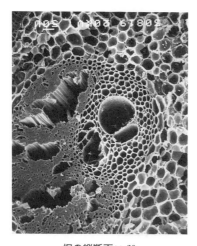

桐の縦断面×60

第3章 電気工学の基礎

3.1 導体の抵抗

3·1·1 抵抗率
導体の抵抗値は，材質，形，長さ，太さ，周囲の温度などによっていろいろ異なる．

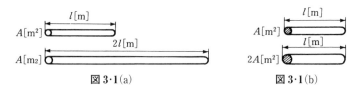

図3·1(a)　　　　図3·1(b)

図3·1(a)，(b) のように，一定の温度において同じ材質の導体について考えてみると，長さが2倍になれば抵抗も2倍になり，断面積が2倍になれば抵抗は1/2になる．すなわち，導体の抵抗は，長さに比例し，断面積に反比例する．導体の長さl[m]，断面積A[m^2]とすれば，導体の抵抗Rは，次式で表わされる．

$$R = \rho \frac{l}{A} [\Omega] \tag{3·1}$$

この比例定数ρ(ロー) を抵抗率という．抵抗率の単位は，オーム・メートル[Ωm]を用いる．上式より抵抗率が次式で求まる．

$$\rho = R \frac{A}{l} [\Omega m] \tag{3·2}$$

抵抗は，導体以外に半導体や絶縁体にもある．

抵抗率が10^{-4}[Ωm]以下のものを導体（銀・銅・金・鉄・鉛など）といい，10^7[Ωm]以上のものを絶縁体（ガラス・ゴム・磁器など）という．また，中間の抵抗率を持つものは半導体（ゲルマニウム・シリコン・けい素・セレンなど）という．

3.1 導体の抵抗

3·1·2 導電率

導体は抵抗率よりも電流の通しやすさで考えるほうが便利な場合がある．電流の通しやすさを表わすには，抵抗率の逆数である，導電率 σ（シグマ）を使い，単位はジーメンス／メートル [S/m] を用いる．導電率 σ[S/m] とすると，

$$\sigma = \frac{1}{\rho}[\text{S/m}]$$

で表わされる．

【例題 3-1】 断面積 $1[\text{mm}^2]$，長さ $1[\text{m}]$ の銀の抵抗は何 Ω か．ただし，銀の抵抗率を $1.62 \times 10^{-8}[\Omega\text{m}]$ とする．

【解】 $R = \rho\dfrac{l}{A}[\Omega]$ より

$$1[\text{mm}^2] = 1 \times 10^{-6}[\text{m}^2]$$

$$R = 1.62 \times 10^{-8} \times \frac{1}{1 \times 10^{-6}} = 1.62 \times 10^{-2}[\Omega]$$

$$= 0.0162[\Omega]$$

【例題 3-2】 銀の導電率を求めよ．

【解】 銀の抵抗が $1.62 \times 10^{-8}[\Omega\text{m}]$ であるから，

$$\sigma = \frac{1}{\rho} = \frac{1}{1.62 \times 10^{-8}} \fallingdotseq 6.17 \times 10^{7}[\text{S/m}]$$

3·1·3 各種の電気抵抗

（1）絶縁抵抗

電線から電流が漏れないようにするため，電線をポリ塩化ビニルやゴムなどの抵抗率の大きい材料で覆う．一般に，絶縁体といわれているもので，これに直流電圧を加えると，ごくわずかではあるが電流が流れる．この電流を漏れ電流といい，絶縁体の抵抗を絶縁抵抗という．

絶縁電線の絶縁抵抗は，電線の長さに反比例する．それは長さが長くなれば漏れ電流が長さに比例して増すからである．

53

(2) 接触抵抗

スイッチなどの接触点や，電線と電線とのつなぎ目などの導体の接触部分に電流を流すと，接触部分には導体抵抗とは別の抵抗があり，若干電流が流れにくくなる．この抵抗を接触抵抗という．

(3) 電解液抵抗

塩酸，硫酸，食塩などの水溶液，すなわち電解液はよく電流を流し，抵抗を持つ．これが電解液抵抗である．

(4) 接地抵抗

導体を大地につなぐことを接地するという．接地板(または棒)と大地との間にできる抵抗を接地抵抗という．

3・1・4 抵抗の温度係数

物質の抵抗は，温度の変化によって抵抗値が変わる．

図3・2のように，一般に金属導体は，温度が上がると抵抗値は増加し，半導体は温度が上がると抵抗値は減少する．これは，金属導体の場合，温度が上昇すると，自由電子の運動が妨げられるのに対し，半導体では自由電子の運動が活発になるからである．

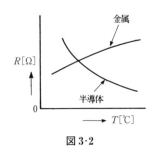

図3・2

温度が1[℃]上昇するごとに導体の抵抗が変化する割合を抵抗の温度係数といい，記号 α で表わす．

いま，導体の抵抗が t[℃]のとき R_t[Ω]，温度が上昇して T[℃]になったとき R_T[Ω]であったとすると，1[℃]あたりの抵抗の変化は

$$\frac{R_T - R_t}{T - t} [\Omega]$$

であるから，抵抗の温度係数 α_t は

$$\alpha_t = \frac{\frac{R_T - R_t}{T - t}}{R_t} \tag{3・3}$$

で求まる.

　以上から温度の上昇によって一般の金属などのように抵抗が増加する傾向の物質の温度係数は，正(＋)となり，半導体などのように，抵抗が減少する傾向の物質の温度係数は，負(－)になる.

　(3·3) 式から，$t[℃]$ のときの抵抗 R_t とその温度係数を $α_t$ とすれば，$T[℃]$ のときの抵抗 R_T は

$$R_T = R_t\{1+α_t(T-t)\}[Ω]$$

となる.

　また，$0[℃]$ のときの抵抗を $R_0[Ω]$，$t[℃]$ のときの抵抗を $R_t[Ω]$ とすれば

$$R_T = R_t(1+α_0 t) \quad (α_0：0[℃] のときの温度係数) \tag{3·4}$$

となる.

3·2　オームの法則

3·2·1　オームの法則

　「導体に流れる電流は，その導体の両端に加えられた電圧に比例する」という関係がある.

　すなわち，電圧を $V[V]$，電流を $I[A]$ とすると，

$$V = I·R[V] \tag{3·5}$$

という関係式が成り立つ．これをオームの法則といい，比例定数 R を電気抵抗，または，抵抗という．抵抗の単位はオーム $[Ω]$ を用いる．その他に，$kΩ$（キロオーム），$MΩ$（メガオーム），$μΩ$（マイクロオーム）などが使われる.

　例えば，$1[kΩ]=10^3[Ω]$，$1[MΩ]=10^6[Ω]$，$1[μΩ]=10^{-6}[Ω]$ になる．抵抗を図に示すと図 3·3 のような図記号が用いられる.

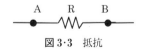

図 3·3　抵抗

第3章 電気工学の基礎

オームの法則を用いると，電圧 $V[\mathrm{V}]$，電流を $I[\mathrm{A}]$，および抵抗 $R[\Omega]$ の三つのうち，どれか二つが分かっていれば次式のように求められる．

$$I = \frac{V}{R}[\mathrm{A}] \tag{3・6}$$

$$R = \frac{V}{I}[\Omega] \tag{3・7}$$

このことから，電流は抵抗に反比例することがわかる．

【例題 3-3】 $100[\Omega]$ の抵抗に $20[\mathrm{V}]$ の電圧を加えたら，何アンペアの電流が流れるか（図 3・4）

【解】 オームの法則より

$$I = \frac{V}{R} = \frac{20}{100} = 0.2[\mathrm{A}]$$

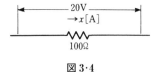

図 3・4

練習問題1 ある回路（図 3・5）に $200[\mathrm{V}]$ を加えたら，$4[\mathrm{A}]$ の電流が流れた．回路の抵抗は何オームか．

練習問題2 抵抗 $300[\Omega]$ の回路に電流 $100[\mathrm{mA}]$ が流れている．加えた電圧はいくらか．

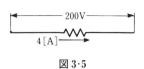

図 3・5

◆練習問題解答◆

1. オームの法則より $R = \dfrac{V}{I} = \dfrac{200}{4} = 50[\Omega]$

2. $V = IR = 100 \times 10^{-3} \times 300 = 30[\mathrm{V}]$

第 4 章　直流回路

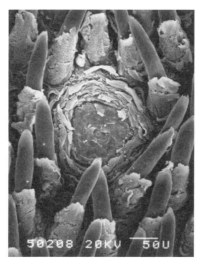

舌の味蕾細胞×140

第4章　直流回路

4・1　回路とその計算

4・1・1　抵抗の直列接続

図4・1のように抵抗 R_1, R_2, $R_3[\Omega]$ を直列接続し，これに電圧 $V[V]$ を加えたとき，電流 $I[A]$ が流れたとする．直列接続の場合は，電流が一定であるから，各抵抗 R_1, R_2, R_3 の両端の電圧を V_1, V_2, $V_3[V]$ とすると，オームの法則により

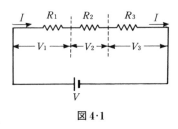

図4・1

$$\left. \begin{array}{l} V_1 = I \cdot R_1 \\ V_2 = I \cdot R_2 \\ V_3 = I \cdot R_3 \end{array} \right\} \tag{4・1}$$

となる．全電圧 $V[V]$ は，各電圧の和に等しいから

$$V = V_1 + V_2 + V_3 = I \cdot R_1 + I \cdot R_2 + I \cdot R_3$$
$$= (R_1 + R_2 + R_3) I \tag{4・2}$$

$$\therefore \quad \frac{V}{I} = R_1 + R_2 + R_3 = R \tag{4・3}$$

となる．この抵抗 R を合成抵抗という．

直列接続の合成抵抗は，「各抵抗の和に等しい」となる．
(4・1)，(4・2)式より

$$V_1 : V_2 : V_3 : V = R_1 : R_2 : R_3 : R$$

または

$$V_1 = \frac{R_1}{R} V, \quad V_2 = \frac{R_2}{R} V, \quad V_3 = \frac{R_3}{R} V$$

の関係がある．よって，直列に接続された各抵抗の両端の電圧は，各抵抗に比例して分配されることになる．

【例題 4-1】　図4・2において，$R_1 = 10[\Omega]$, $R_2 = 30[\Omega]$, $R_3 = 40[\Omega]$, 電源電圧 $E = 40[V]$ とするとき，

(1) この回路の合成抵抗は何Ωか．
(2) 回路の電流 I はいくらになるか．
(3) 各抵抗に加わる電圧 V_1, V_2, V_3 はいくらになるか．

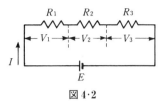

図 4・2

【解】
(1) $R = R_1 + R_2 + R_3 = 10 + 30 + 40 = 80 [\Omega]$
(2) $I = \dfrac{E}{R} = \dfrac{40}{80} = 0.5 [A]$
(3) $V_1 = I \cdot R_1 = 0.5 \times 10 = 5 [V]$
 $V_2 = I \cdot R_2 = 0.5 \times 30 = 15 [V]$
 $V_3 = I \cdot R_3 = 0.5 \times 40 = 20 [V]$
 $V_3 = E - (V_1 + V_2) = 20 [V]$

【別解】 $R_1 : R_2 : R_3 : R = V_1 : V_2 : V_3 : E$

$R_1 : R = V_1 : E$ 　　　　　$R_2 : R = V_2 : E$
$1 : 8 = V_1 : 40$ 　　　　　$3 : 8 = V_2 : 40$
$V_1 = \dfrac{40}{8} = 5 [V]$ 　　　　$V_2 = \dfrac{120}{8} = 15 [V]$

$R_3 : R = V_3 : E$
$1 : 2 = V_3 : 40$
$V_3 = \dfrac{40}{2} = 20 [V]$

4・1・2 抵抗の並列接続

図 4・3 のように，抵抗 R_1, R_2, $R_3 [\Omega]$ を並列に接続し，これに電圧 $V[V]$ を加えたとき，各抵抗に電流 I_1, I_2, $I_3 [A]$ が流れたとする．

並列接続の場合は，各抵抗の両端にかかる電圧は，すべて一定であるから，各抵抗に流れる電流 I_1, I_2, $I_3 [A]$ は，オームの法則より，

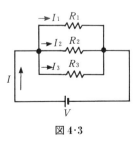

図 4・3

第4章　直流回路

$$I_1 = \frac{V}{R_1}, \quad I_2 = \frac{V}{R_2}, \quad I_3 = \frac{V}{R_3} \tag{4·4}$$

となる．回路全体の電流 $I[\mathrm{A}]$ は，各抵抗に流れる電流の和に等しいから，

$$I = I_1 + I_2 + I_3 = \frac{V}{R_1} + \frac{V}{R_2} + \frac{V}{R_3}$$

$$= \left(\frac{1}{R_1} + \frac{1}{R_2} + \frac{1}{R_3}\right) V \tag{4·5}$$

$$\therefore \quad \frac{V}{I} = \frac{1}{\dfrac{1}{R_1} + \dfrac{1}{R_2} + \dfrac{1}{R_3}} = R \tag{4·6}$$

となる．この抵抗 R を合成抵抗という．

並列接続の合成抵抗は「各抵抗の逆数の和に等しい」となる．

抵抗が $R_1 = R_2 = R_3$ の場合は，

$$R = \frac{1}{\dfrac{1}{R_1} + \dfrac{1}{R_2} + \dfrac{1}{R_3}} = \frac{R_1}{3} \quad \text{となる．}$$

また，R_1 と R_2 が並列接続の場合は，

$$R = \frac{1}{\dfrac{1}{R_1} + \dfrac{1}{R_2}} = \frac{R_1 \cdot R_2}{R_1 + R_2}$$

4·1·3　電圧降下

図4·4のように，抵抗 R_1, R_2, $R_3[\Omega]$ の直列回路に電圧 $V[\mathrm{V}]$ を加えたとすれば，電流 $I[\mathrm{A}]$ および R_1, R_2, R_3 における V_1, V_2, $V_3[\mathrm{V}]$ は次式となる．

$$I = \frac{V}{R_1 + R_2 + R_3}$$

$$V_1 = I R_1$$
$$V_2 = I R_2 \tag{4·7}$$
$$V_3 = I R_3$$

d 点の電位を基準にとって回路の電位を図に表わすと

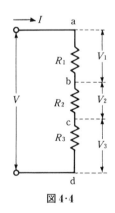

図4·4

図4·5のようになる.

　すなわち，回路の全電圧では，d点よりa点までに電位は$V[\mathrm{V}]$だけ上昇するが，R_1に流れている電流$I[\mathrm{A}]$のためにa点からb点までに$V_1[\mathrm{V}]$だけ電位が降下し，R_2でもb点からc点までに$V_2[\mathrm{V}]$だけ電位が降下し，R_3でもc点からd点までに$V_3[\mathrm{V}]$だけ電位が降下する．このように，各抵抗の両端に生じた電圧を抵抗における電圧降下とよぶ．しがって，図4·4においては，

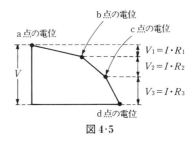

図4·5

$$R_1\text{の電圧降下}\cdots\cdots V_1=I\cdot R_1[\mathrm{V}]$$
$$R_2\text{の電圧降下}\cdots\cdots V_2=I\cdot R_2[\mathrm{V}]$$
$$R_3\text{の電圧降下}\cdots\cdots V_3=I\cdot R_3[\mathrm{V}]$$

となる．

【例題 4-2】 図4·6の並列回路において，$R_1=6[\Omega]$，$R_2=2[\Omega]$，$R_3=3[\Omega]$，$I=15[\mathrm{A}]$とすると，各抵抗に流れる電流I_1，I_2，I_3を求めよ．また，合成抵抗はいくらか．

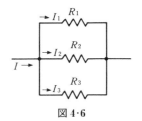

図4·6

【解】　合成抵抗 $R = \dfrac{1}{\dfrac{1}{R_1}+\dfrac{1}{R_2}+\dfrac{1}{R_3}}$

$$= \frac{R_1\cdot R_2\cdot R_3}{R_1R_2+R_2R_3+R_1R_3}$$

$$= \frac{36}{12+6+18}=1[\Omega]$$

$V=I\cdot R=15\times 1=15[\mathrm{V}]$

$I_1=\dfrac{V}{R_1}=\dfrac{15}{6}=2.5[\mathrm{A}]$

$I_2=\dfrac{V}{R_2}=\dfrac{15}{2}=7.5[\mathrm{A}]$

$I_3=\dfrac{V}{R_3}=\dfrac{15}{3}=5[\mathrm{A}]$

第4章　直流回路

練習問題1　図 4·7 のように，抵抗 $R_1=10$ [Ω]，$R_2=20$ [Ω]，$R_3=30$ [Ω] を直並列接続した．電圧 $V=100$ [V] とすると，合成抵抗 R，電流 I_1，I_2，電圧 V_1，V_2 のそれぞれの値を求めよ．

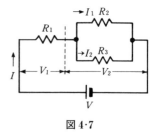

図 4·7

4·1·4　並列回路の電流

図 4·8 のように，抵抗 R_1，R_2 [Ω] の並列回路において，回路全体に電圧 V [V] を加えたとき，各抵抗に流れる電流 I_1，I_2 [A]，また，回路全体に流れる電流を I [A] とすれば，

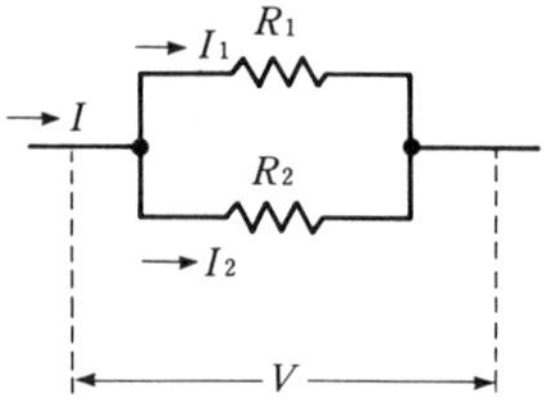

$$I_1 R_1 = I_2 R_2$$
$$\therefore \frac{I_1}{I_2} = \frac{R_2}{R_1} \tag{4·8}$$

図 4·8

となる．

したがって，各抵抗に流れる電流の大きさは，抵抗に反比例した大きさで分流する．

また，$I=I_1+I_2$ より，$I_2=I-I_1$ から

$$I_1 R_1 = (I-I_1) R_2 \tag{4·9}$$

$$I_1 = \frac{(I-I_1)R_2}{R_1} = \frac{V}{R_1} = \frac{I \cdot \dfrac{R_1 \cdot R_2}{R_1+R_2}}{R_1} = \frac{I \cdot R_2}{R_1+R_2}$$

$$\therefore I_1 = \frac{R_2}{R_1+R_2} \cdot I \tag{4·10}$$

となる．したがって

$$I_2 = I - I_1 = I - \frac{R_2}{R_1+R_2} \cdot I = \frac{R_1}{R_1+R_2} \cdot I \tag{4·11}$$

となる．このように，回路全体の電流と各抵抗値が決まれば，各抵抗に流れる電流がわかる．

【例題 4-3】　図 4·9 において，I_1，I_2 を求めよ．ただし，$R_1=3$ [Ω]，$R_2=5$

4·1 回路とその計算

[Ω], $I=4$[A] とする.

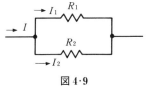

図 4·9

【解】 $I_1 = \dfrac{R_2}{R_1+R_2} \times I = \dfrac{5}{3+5} \times 4 = 2.5$[A]

$I_2 = \dfrac{R_1}{R_1+R_2} \times I = \dfrac{3}{3+5} \times 4 = 1.5$[A]

または,$I_2 = I - I_1 = 4 - 2.5 = 1.5$[A]

4·1·5 電圧計

図 4·10 のように,内部抵抗が r_v[Ω] の電圧計 V と抵抗 R[Ω] とを直列に接続した回路に電圧 V[V] を加えると回路の電流 I[A] は

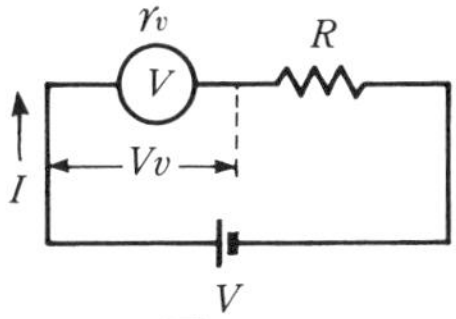

$$I = \dfrac{V}{r_v + R} \tag{4·12}$$

となる.したがって,電圧計に加わる電圧,すなわち電圧計の指示 V_v は

$$V_v = I r_v = \dfrac{r_v}{r_v + R} V \tag{4·13}$$

図 4·10

となる.

全電圧 V は

$$V = \left(\dfrac{r_v + R}{r_v}\right) V_v = \left(1 + \dfrac{R}{r_v}\right) V_v = m V_v \quad \left(1 + \dfrac{R}{r_v} = m\right) \tag{4·14}$$

電圧計に加わる電圧 V_v の m 倍が全電圧 V となり,電圧計の測定範囲を m 倍に拡大することができる.このような目的で用いられる抵抗 R を倍率器といい,m を倍率器の倍率という.

【例題 4-4】 内部抵抗が 120[kΩ],最大目盛 150[V] の電圧計を最大目盛 900[V] の電圧計にしたい.何 kΩ の倍率器の抵抗を用いればよいか.

【解】 図 4·11 のような回路になる.

$V = \left(\dfrac{r_v + R}{r_v}\right) V_v$ より

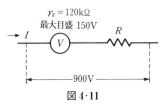

図 4·11

63

第 4 章　直流回路

$$\therefore \quad R = \frac{V}{V_v} r_v - r_v$$

$$= \frac{900}{150} \times 120 \times 10^3 - 120 \times 10^3$$

$$= 600000 [\Omega]$$

$$= 600 [\mathrm{k}\Omega]$$

【別解】　電圧計に流れる電流 I は

$$I = \frac{150}{120 \times 10^3} \times 1.25 \times 10^{-3} [\mathrm{A}]$$

倍率器 R は

$$R = \frac{900 - 150}{1.25 \times 10^{-3}} = 600000 [\Omega]$$

$$= 600 [\mathrm{k}\Omega]$$

4・1・6　電流計

図 4・12 のように，内部抵抗が $r_a[\Omega]$ の電流計に抵抗 $R[\Omega]$ を並列に接続した回路に全電流 $I[\mathrm{A}]$ を流すと，電流計に流れる電流 $I_1[\mathrm{A}]$ は，R，r_a の両端の電圧 $V[\mathrm{V}]$ とすれば

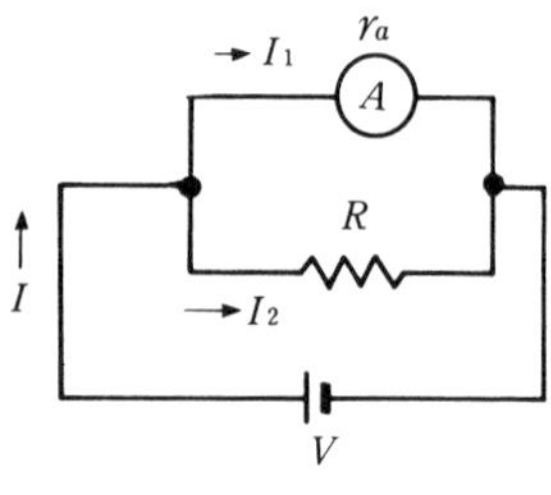

$$V = r_a \cdot I_1 = R \cdot I_2 = \left(\frac{r_a \cdot R}{r_a + R} \right) I \quad (4 \cdot 15)$$

$$r_a \cdot I_1 = \left(\frac{r_a \cdot R}{r_a + R} \right) I$$

$$\therefore \quad I_1 = \left(\frac{R}{r_a + R} \right) I \tag{4 \cdot 16}$$

図 4・12

となる．

全電流 I は

$$I = \left(\frac{r_a + R}{R} \right) I_1 = \left(1 + \frac{r_a}{R} \right) I_1 = n I_1 \qquad \left(1 + \frac{r_a}{R} = n \right) \tag{4 \cdot 17}$$

電流計に流れている電流 $I_1[\mathrm{A}]$ の n 倍が全電流 I となり，電流計の測定範囲を電流計の指示 I_1 の n 倍に拡大することができる．このような目的で用いら

れる抵抗 R を分流器といい，n を分流器の倍率という．

【例題 4-5】 最大目盛 30[mA]，内部抵抗 100[Ω] の電流計を最大目盛 3[A] の電流計として使用したい．分流器の抵抗は何 Ω か．

【解】 図 4·13 のような回路になる．

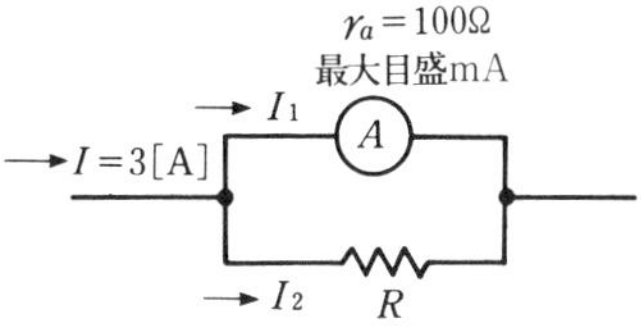

$I = \left(\dfrac{r_a + R}{R}\right) I_1$ より

$$\therefore \quad R = \left(\dfrac{I_1}{I - I_1}\right) r_a$$

$$= \left(\dfrac{30 \times 10^{-3}}{3 - 30 \times 10^{-3}}\right) \times 100 \fallingdotseq 1.01 [\Omega]$$

図 4·13

【別解】 分流器 R に流れる電流 I_2 は

$$I_2 = I - I_1 = 3 - 0.03 = 2.97 [A]$$

分流器 R の両端の電圧は

$$30 \times 10^{-3} \times 100 = 3 [V]$$

したがって

$$R = \dfrac{3}{2.97} = 1.01 [\Omega]$$

練習問題 2 最大目盛 10[V]，内部抵抗 100[kΩ] の電圧計を最大目盛 1000[V] の電圧計として使用したい．倍率器の抵抗は何 MΩ か．

練習問題 3 内部抵抗 150[kΩ]，最大目盛 150[V] の電圧計に，直列に 450[kΩ] の抵抗を接続するとき，測定できる電圧の最大値は何 V か．

練習問題 4 最大目盛 50[μA]，内部抵抗 150[Ω] の電流計を 5[mA] の電流計として使用するには何 Ω の抵抗を並列に接続すればよいか．

練習問題 5 図 4·14 のように電圧計 V および電流計 A を接続して抵抗 R を測定したところ，電流計の読みが 0.5[A] で電圧計の読みは 6[V] であった．R は何 Ω か．ただし，電流計の内部抵抗は 1.2[Ω] である．

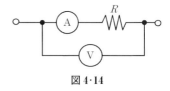

図 4·14

第4章　直流回路

4・1・7　キルヒホッフの法則

オームの法則では，どうしても回路の計算が簡単にできない．電流には複雑な回路があり，その複雑な回路を解くためには，キルヒホッフの法則を用いる．

キルヒホッフの法則は，第1法則と第2法則がある．

(1) 第1法則（電流に関する法則）

「回路網中の任意の接続点に流入する電流の代数和は零である．」

図4・15について，電流 I_1, I_2, I_3 [A] の流れている方向を図のように決めたとすれば，O点に流入する電流の和とO点から流出する電流の和は等しいことがわかる．

$$\therefore \quad I_1 + I_2 = I_3 \tag{4・18}$$

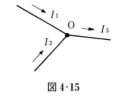

図4・15

(a) O点に流れ込んだ全部の電流は必ず流れ出る．

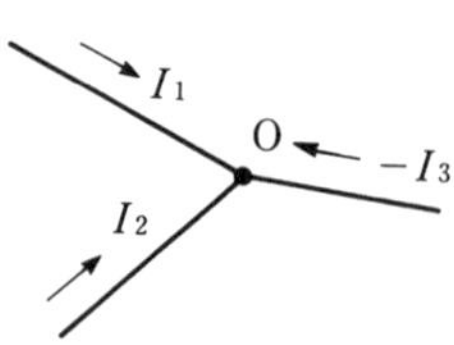

図4・16のように，電流がすべてO点に向かって流入してくると考えると，O点に流入する電流の総和は0となる．

$$I_1 + I_2 - I_3 = 0 \tag{4・19}$$

図4・16

(b) 全部の電流がO点に向かって流入するものと決めれば，$\sum I = 0$ という式の関係が成り立つ．

(2) 第2法則（電圧降下に関する法則）

「回路網中の任意の閉回路内の，抵抗による電圧降下の総和は，その閉回路内の起電力の総和に等しい」．

ただし，閉回路をたどる向きと同じ方向の電流および起電力を正（＋）とし，反対の方向を負（－）とする．

ある点を出発し，回路を一周してもとの点にもどる回路を閉回路という．

図4・17の閉回路 a→b→c→d→a について，電源 E_1 は E_2 と向きが逆向きであるから，a, b 間の電源電圧 E は，

$$E = E_1 - E_2 \tag{4.20}$$

となる.

また，c, d 間の電流の向きが逆向きになる. したがって，抵抗による電圧降下は，

$$I_1R_1 - I_2R_2 \tag{4.21}$$

となる.

キルヒホッフの第 2 法則より，(4・20)(4・21) 式から，

$$\therefore \quad E_1 - E_2 = I_1R_1 - I_2R_2 \tag{4.22}$$

が成り立つ.

よって

$$\therefore \quad E_1 - E_2 - (I_1R_1) + I_2R_2 = 0 \tag{4.23}$$

となる.

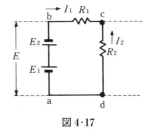

図 4・17

【例題 4-6】 図 4・18 回路の電流 I_1, I_2, I_3 を求めよ.

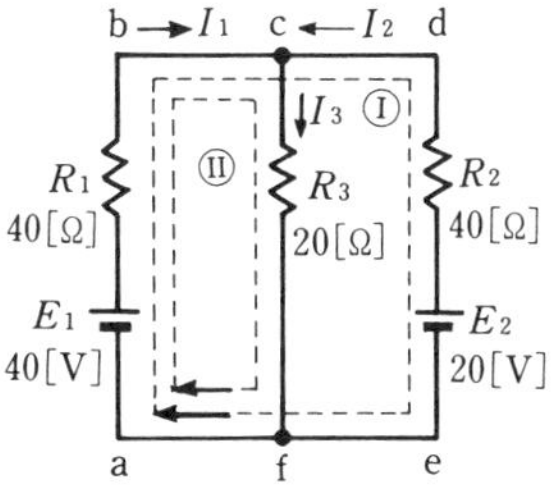

【解】 電流 I_1, I_2, I_3 の方向を図のようにする. 図の点線のように

閉回路 ① a→b→c→d→e→f→a
　　　 ⅠⅠ a→b→c→f→a

とする.（① a→b→c→f→a　ⅠⅠ e→d→c→f→e でもよい）

図 4・18

第 1 法則より $I_3 = I_1 + I_2$ \hfill (4・24)

第 2 法則より

閉回路 ① $E_1 - E_2 = I_1R_1 - I_2R_2$
　　　　　$40 - 20 = 40I_1 - 40I_2$
　　　　　$20 = 40I_1 - 40I_2$ \hfill (4・25)

閉回路 ⅠⅠ $E_1 = I_1R_1 - I_3R_3$
　　　　　$40 = 40I_1 - 20I_3$ \hfill (4・26)

連立方程式 (4·24), (4·25), (4·26) 式を解く.
(4·26) 式に (4·24) 式を代入　$40=40I_1-20(I_1+I_2)$
$$=60I_1-20I_2 \tag{4·27}$$
(4·27) 式 ×2+(4·25) 式
$$80=120I_1+40I_2$$
$$+)20=40I_1-40I_2$$
$$100=160I_1$$
$$\therefore\ I_1=\frac{100}{160}=0.625[\mathrm{A}]$$

(4·25) 式より
$$20=40\times 0.625-40I_2$$
$$40I_2=25-20$$
$$\therefore\ I_2=\frac{5}{40}=0.125$$

(4·24) 式より,
$$\therefore\ I_3=I_1+I_2$$
$$=0.625+0.125$$
$$=0.75[\mathrm{A}]$$

4·1·8　ブリッジ回路

4 個の抵抗 R_1, R_2, R_3, $R_4[\Omega]$ を, 図 4·19 のように接続した回路をブリッジ回路という.

図 4·19 において, R_1, R_2 の両端の電圧が
$$R_1I_1=R_2I_2 \tag{4·28}$$
であったとすれば, c, d 間の電位差が零となり, c, d 間に電流が流れない. したがって, R_3, R_4 の両端の電圧も,
$$R_3I_1=R_4I_2 \tag{4·29}$$
となる.

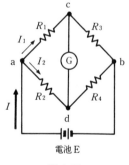

図 4·19

このような状態をブリッジ回路が平衡しているという．ブリッジ回路が平衡したとき，(4·28)，(4·29)式から，R_1，R_2，R_3，R_4の間には，

$$\frac{R_1 \cdot I_1}{R_3 \cdot I_2} = \frac{R_2 \cdot I_2}{R_4 \cdot I_2} \quad \text{より} \quad \frac{R_1}{R_3} = \frac{R_2}{R_4}$$

$$\therefore \quad R_1 \cdot R_4 = R_2 \cdot R_3 \tag{4·30}$$

たとえば，4個の抵抗のうち，R_4だけが未知である場合には，(4·30)式より

$$R_4 = \frac{R_2}{R_1} \cdot R_3 \text{ の式で } R_4 \text{ を求めることができる．}$$

【例題 4-7】 図4·20の回路の合成抵抗を求めよ．

【解】 図4·20の回路において

$$R_1 \cdot R_4 = R_2 \cdot R_3 \quad 5 \times 20 = 10 \times 10$$

より，平衡条件がなりたつから，c，d間に電流が流れない．よって，図4·21のような回路に変わる．

$$\frac{(R_1 + R_3) \times (R_2 + R_4)}{(R_1 + R_3) + (R_2 + R_4)}$$

$$\frac{(5 + 10) \times (10 + 20)}{(5 + 10) + (10 + 20)}$$

$$= \frac{450}{45} = 10 [\Omega]$$

練習問題 6　図4·22の回路の合成抵抗を求めよ．

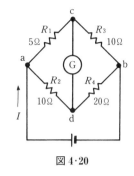

図 4·20

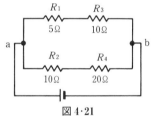

図 4·21

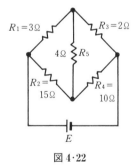

図 4·22

4·2 電力と発生熱量

4·2·1 電力

回路に電圧が加わって電流が流れると，さまざまな仕事が行われる．その仕

第4章　直流回路

事の1秒間の量を電力という.

電力の単位にワット[W]を用いる.その他にkW（キロワット），MW（メガワット）などが使われる.例えば，$1[kW]=10^3[W]$，$1[MW]=10^6[W]$になる.

いま，電圧$V[V]$が加わって電流$I[A]$が流れたとすれば，電力$P[W]$は，

$$P=VI[W] \tag{4・31}$$

となる.また，オームの法則より

$$P=VI=(RI)I=I^2R[W] \tag{4・32}$$

$$P=VI=V\left(\frac{V}{R}\right)=\frac{V^2}{R}[W] \tag{4・33}$$

となる.

【例題4-8】　ある電気回路の抵抗が40[Ω]であり，回路に流れる電流が5[A]であった.電力は何Wか.

【解】　$P=I^2R$より

$$P=5^2\times40=1000\ [W]$$
$$=1[kW]$$

4・2・2　電力量

電力は1秒間あたりの電気エネルギーであるが，電流がある時間に流れたときの電気エネルギーの総量を電力量という.電力量は電力と時間との積で表わし，単位はワット秒[Ws]を用いる.その他に，Wh（ワット時），kWh（キロワット時）などが使われる.例えば，

$$1[Wh]=1[W]\times3600[s]=3600[Ws] \tag{4・34}$$

$$1[kWh]=1000[Wh]=3600\times10^3[Ws] \tag{4・35}$$

になる.電力P[W]，時間t[s]とすれば，電力量W[Ws]は

$$W=P\cdot t=VIt[Ws] \tag{4・36}$$

となる.

【例題4-9】　100[W]の電球を3時間使用したときの電力量はいくらか.

【解】　$W=P\cdot t$より

4·2　電力と発生熱量

$$W = 100 \times 3 \times 3600$$
$$= 1080000[\mathrm{Ws}]$$
$$= 1080[\mathrm{kWs}]$$

4·2·3　ジュールの法則

抵抗に電流が流れると熱が生じる．この発生する熱量は，導体の抵抗と電流の2乗との相乗積に比例する．これをジュールの法則という．熱量の単位にはジュール [J] を用いる．

1[J] とは，電圧 1[V] によって電流 1[A] が1秒間流れたとき，発生する熱量をいう．すなわち，1[J] は 1[Ws] の電力量と数値的に等しいことがわかる．

抵抗 $R[\Omega]$ に電圧 $V[\mathrm{V}]$ を加えたとき，$I[\mathrm{A}]$ の電流を t 秒間流したとき発生する熱量 $H[\mathrm{J}]$ は，

$$H = RI^2t = \left(\frac{V}{R}\right)^2 Rt[\mathrm{J}] \tag{4·37}$$

となる．熱の単位には，ジュールのほかにカロリーが用いられ，

$$1[\mathrm{cal}] = 4.186[\mathrm{J}] \fallingdotseq 4.2[\mathrm{J}] \tag{4·38}$$

という関係がある．この 4.2[J] を熱の仕事当量という．また，

$$1[\mathrm{J}] = 0.2388[\mathrm{cal}] \fallingdotseq 0.24[\mathrm{cal}] \tag{4·39}$$

であるから (4·37) 式は，

$$H = 0.24RI^2t[\mathrm{cal}]$$

で表わすことができる．

また，電力量 [kWh] を熱量 [cal] に換算すると

$$1[\mathrm{kWh}] = 0.24 \times 1000 \times 3600$$
$$= 0.24 \times 3.6 \times 10^6 \, [\mathrm{cal}]$$
$$= 864[\mathrm{kcal}]$$

となる．

抵抗に電流が流れて発生する熱をジュール熱という．

【例題 4-10】　20[Ω] の抵抗に 100[V] の電圧を1時間加えたとき，発生するジュール熱は何Jか．また何キロカロリーになるか．

【解】 オームの法則により，抵抗に流れる電流 I は

$$I = \frac{V}{R} = \frac{100}{20} = 5 [\text{A}]$$

また，電流を流す時間 t は

$$t = 1 \times 60 \times 60 = 3600 [\text{s}]$$

となるから，発生するジュール熱 H は

$$\begin{aligned} H = RI^2 t &= 20 \times 5^2 \times 3600 \\ &= 1800000 [\text{J}] \\ &= 1.8 \times 10^6 [\text{J}] \end{aligned}$$

$$\begin{aligned} H = 0.24 RI^2 t &= 0.24 \times 20 \times 5^2 \times 3600 \\ &= 432000 [\text{cal}] \\ &= 432 [\text{kcal}] \end{aligned}$$

4·3 熱電気現象

4·3·1 ゼーベック効果

図 4·23 のように，異なる 2 種類の金属を接合して，その一方を加熱して接合点 A，B 間に温度差を生じさせると，そこに起電力が生じて電流が流れる．この現象を熱電効果またはゼーベック効果という．また，このような金属の組み合わせを熱電対という．

つぎに金属 A と金属 B とによる熱電対に，図 4·24 に示すように任意の金属 C をつなぐ．そして，金属 C の両端の接点 B を同じ温度に保っておけば，回路の熱起電力の値は変わらない．これを中間金属挿入の法則とよんでいる．

図 4·23　　　　　　図 4·24

4·3·2 ペルチェ効果

異なる2種類の金属Aと金属Bの接合点に図4·25のような方向に電流を流すと発熱する．また，電流の方向を逆にすると，接合点で熱の吸収が生じて温度が下がる．

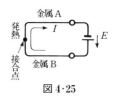
図4·25

このような現象をペルチェ効果という．この効果は，電子冷房あるいは暖房として利用されている．

4·3·3 超電気伝導（超電導）

核磁気共鳴診断装置（MRI）には，超電気伝導磁石が使われているものがある．この磁石のまわりは液体ヘリウムで冷却され，その外側は液体窒素で冷却されている．このようにある種の金属を絶対零度近くまで冷却すると，電気抵抗がなくなってしまう．（図4·26）これを超電気伝導または超伝導といい，1911年オンネスによって発見された．

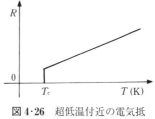
図4·26 超低温付近の電気抵抗と絶対温度

電気抵抗がなくなる温度を臨界温度または転移温度 T_C という．T_C 以下で金属に電流を流すといつまでも電流が流れる．これは永久電流といわれ，永久電流が流れると永久磁石を作ることができる．これを超伝導磁石といい，MRI装置に使われている．

超伝導理論によれば，電子は金属中では振動していて波動（エネルギー）を放出している．この波動を他の電子が吸収し，この2つの電子の間に引力が生じる．2つの電子は対になって行動する．この結果，抵抗によるエネルギーは失われなくなる（BCS理論）と説明されている．

T_C は超低温の10K以下の金属が多かったが，1987年に T_C が120Kという新しい超伝導物質が発見され，高温超伝導とよばれている．また，室温ぐらいの温度でも超伝導を示す物質（常温超伝導）が発見されたら，ますますその応

第 4 章 直流回路

用範囲は広がってゆくものと思われる．

章末問題

1. ある抵抗に 300[V] の電圧を加えたら，15[A] の電流が流れた．250[V] の電圧を加えたら，何 [A] の電流が流れるか．（図 4·27）

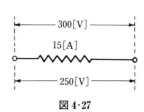

図 4·27

2. $r[\Omega]$ の抵抗 5 個を直列に接続した場合と，並列に接続した場合のそれぞれの合成抵抗を求めよ．（図 4·28）

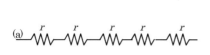
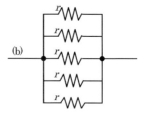

図 4·28

3. 図 4·29 の回路の合成抵抗を求めよ．ただし，$R_1=10[\Omega]$，$R_2=16[\Omega]$，$R_3=20[\Omega]$，$R_4=6[\Omega]$ $R_5=12[\Omega]$ とする．

4. 図 4·30 の回路で ac 間にある電圧を加えた場合，bc 間の電圧が 12[V] であった．
R_1 に流れる電流を求めよ．また ac 間の電圧は何 V か．ただし $R_1=1[\Omega]$，$R_2=2[\Omega]$，$R_3=6[\Omega]$，$R_4=3[\Omega]$ とする．

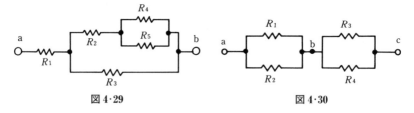

図 4·29　　　　　　　図 4·30

5. 最大目盛 50[μA], 内部抵抗 200[Ω] の電流計を, 最大目盛 10[V] の電圧計として使いたい. 直列に入れる抵抗は何 kΩ か.

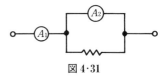

図 4·31

6. 図 4·31 のような回路において, 電流計 A_1 の読みが 28[A] で, 抵抗 0.05[Ω] を並列に接続した. 電流計 A_2 の読みが 8[A] であれば電流計 A_2 の内部抵抗は何 Ω か.

7. 図 4·32 の回路の電流 I_1, I_2, I_3 を求めよ. ただし, $R_1=20$[Ω], $R_2=20$[Ω], $R_3=30$[Ω], $E_1=4$[V], $E_2=4$[V], $E_3=12$[V] とする.

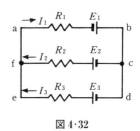

図 4·32

8. 図 4·33 のような回路において, スイッチ S を開閉しても回路内に流れる電流 I は一定であるとき, R_3, R_4 の抵抗を求めよ. ただし, $R_1=40$[Ω], $R_2=20$[Ω], $I=5$[A], $E=100$[V] とする.

9. 断面積 0.5[mm^2], 長さ 2[m] の銅の抵抗は何 Ω か. ただし, 銅の抵抗率を 1.72×10^{-8}[Ωm] とする.

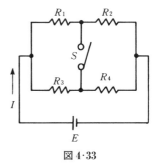

図 4·33

10. ある回路の抵抗に 10[A] の電流を流したら, 2[kW] の電流を消費した. ある回路の抵抗は何 Ω か.

11. 100[V], 200[W] の電熱器を 95[V] で 1 時間使用すれば, 電力量はいくらか.

12. 電圧 200[V], 電力 2[kW] の電熱器を 2 時間使用した. 次の問いに答えよ.
    (1) このとき流れる電流は何 [A] か.
    (2) 使用電力量は何 [kWh] になるか.
    (3) 発生した熱量は何 [kcal] になるか.

第4章 直流回路

◆練習問題の解答◆

1. 合成抵抗 $R = R_1 + \dfrac{1}{\dfrac{1}{R_2}+\dfrac{1}{R_3}} = R_1 + \dfrac{R_2 R_3}{R_2 + R_3}$

$= 10 + \dfrac{20 \cdot 30}{20+30} = 22 [\Omega]$

電圧 V_1 : $V = R_1 : R$

$V_1 : 100 = 10 : 22 \quad V_1 = \dfrac{100 \times 10}{22} \fallingdotseq 45.5 [V]$

$V_2 = V - V_1 = 100 - 45.5 = 54.5 [V]$

電流 $I = \dfrac{V}{R} = \dfrac{100}{22} \fallingdotseq 4.55 [A] \quad I_1 = \dfrac{V_2}{R_2} = \dfrac{54.5}{20} \fallingdotseq 2.73 [A]$

$I_2 = \dfrac{V_2}{R_3} = \dfrac{54.5}{30} \fallingdotseq 1.82 [A]$

2. $V = \left(\dfrac{r_v + R}{r_v} \right) V_v$ より

∴ $R = \dfrac{v}{v_v} r_v - r_v = \dfrac{1000}{10} \times 100 \times 10^3 - 100 \times 10$

$= 9900000 [\Omega] = 9.9 [M\Omega]$

〔別解〕 電圧計 V に流れる電流(図4・34)は

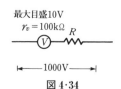

図4・34

$\dfrac{10}{100 \times 10^3} = 1 \times 10^{-4} [A]$ 抵抗 R の両端の電圧は

$1000 - 10 = 990 [V]$

したがって $R = \dfrac{990}{1 \times 10^{-4}}$

$= 9900000 [\Omega] = 9.9 [M\Omega]$

3. $V = \left(\dfrac{r_v + R}{r_v} \right) V_v = \left(\dfrac{150 \times 10^3 + 450 \times 10^3}{150 \times 10^3} \right) \times 150$

$= 4 \times 150 = 600 [V]$

〔別解〕 電圧計 V に流れる電流(図4・35)は

章末問題の解答

$$\frac{150}{150\times 10^3}=1\times 10^{-3}[\text{A}] \quad 抵抗Rの両端の電圧は$$

$$1\times 10^{-3}\times 450\times 10^3=450[\text{V}]$$

$$\therefore\ V=150+450=600[\text{V}]$$

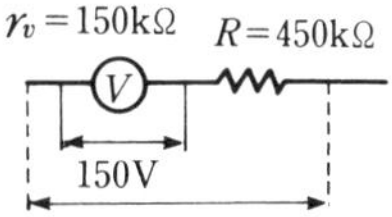

図 4・35

4. $I=\left(\dfrac{r_a+R}{R}\right)I_1$ より

$$R=\left(\dfrac{I_1}{I-I_1}\right)r_a=\left(\dfrac{50\times 10^{-6}}{5\times 10^{-3}-50\times 10^{-6}}\right)\times 150$$

$$\fallingdotseq 1.5[\Omega]$$

〔別解〕 電流計の両端の電圧と抵抗 R の両端の電圧は同じで(図 4・36)

$$50\times 10^{-6}\times 150=7.5\times 10^{-3}[\text{V}]$$

抵抗 R に流れる電流 I_2 は $5\times 10^{-3}-50\times 10^{-6}=4.95\times 10^{-3}[\text{A}]$

したがって，$R=\dfrac{7.5\times 10^{-3}}{4.95\times 10^{-3}}\fallingdotseq 1.5[\Omega]$

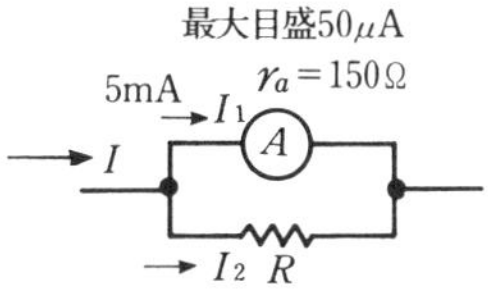

5. $V=I(R+r_a)$ より

$$R=\dfrac{V}{I}-r_a=\dfrac{6}{0.5}-1.2=10.8[\Omega]$$

〔別解〕 抵抗 R の両端の電圧（図 4・37）は

$$6-0.5\times 1.2=5.4[\text{V}]$$

したがって，$R=\dfrac{5.4}{0.5}=10.8[\Omega]$

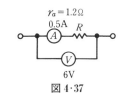

図 4・36

図 4・37

6. 図 4・22 の回路において $3\times 10=15\times 2=30$

$R_1\times R_4=R_2\times R_3$ より，平衡条件が成り立つから，抵抗 4Ω には電流が流れない．よって，

$$\dfrac{(R_1+R_3)\times(R_2+R_4)}{(R_1+R_3)+(R_2+R_4)}=\dfrac{(3+2)\times(15+10)}{(3+2)+(15+10)}=\dfrac{125}{30}\fallingdotseq 4.2[\Omega]$$

◇章末問題の解答◇

1. オームの法則より $R=\dfrac{V}{I}=\dfrac{300}{15}=20[\Omega]\quad I=\dfrac{V}{R}=\dfrac{250}{20}=12.5[\text{A}]$

〔別解〕 電流は電圧に比例するから $300[\text{V}]:15[\text{A}]=250[\text{V}]:x$

第 4 章　直流回路

$\therefore\quad 300x = 3750\quad \therefore\quad x = 12.5[\mathrm{A}]$

2. 直列接続 $R_1 = r + r + r + r + r = 5r[\Omega]$

　並列接続 $\dfrac{1}{R_2} = \dfrac{1}{r} + \dfrac{1}{r} + \dfrac{1}{r} + \dfrac{1}{r} + \dfrac{1}{r} = \dfrac{5}{r}\quad \therefore\quad R_2 = \dfrac{r}{5}[\Omega]$

3. $R_2 + \dfrac{1}{\dfrac{1}{R_4} + \dfrac{1}{R_5}} = R_2 + \dfrac{R_4 R_5}{R_4 + R_5} = 16 + \dfrac{6 \times 12}{6 + 12} = 20[\Omega]$

　合性抵抗 $R = R_1 + \dfrac{20 \times R_3}{20 + R_3} = 10 + \dfrac{20 \times 20}{20 + 20} = 20[\Omega]$

4. 回路全体の電流 I を求める. $I = \dfrac{V}{\dfrac{R_3 \cdot R_4}{R_3 + R_4}} = \dfrac{12}{\dfrac{6 \times 3}{6 + 3}} = \dfrac{12}{2} = 6[\mathrm{A}]$

　R_1 に流れる電流を I_1 とすると, $I_1 = \dfrac{R_2}{R_1 + R_2} \times I = \dfrac{2}{1 + 2} \times 6 = 4[\mathrm{A}]$

　a, b 間の電圧は $I \times \dfrac{R_1 \cdot R_2}{R_1 + R_2} = 6 \times \dfrac{1 \times 2}{1 + 2} = 4[\mathrm{V}]$

　a, c 間の電圧は $4 + 12 = 16[\mathrm{V}]$

5. $V = I(r_a + R)$ より

$$R = \dfrac{V}{I} - r_a = \dfrac{10}{50 \times 10^{-6}} - 200$$

$$= 199800[\Omega] = 199.8[\mathrm{k}\Omega]$$

〔別解〕　抵抗 R の両端の電圧（図 4・38）は

　　$10 - 50 \times 10^{-6} \times 200 = 9.99[\mathrm{V}]$

　したがって, $R = \dfrac{9.99}{50 \times 10^{-6}} = 199800[\Omega]$

$$= 199.8[\mathrm{k}\Omega]$$

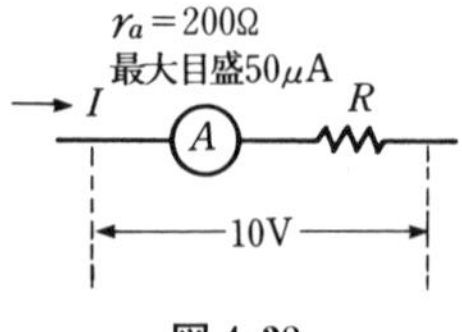

図 4·38

6. $I = \left(\dfrac{r_a + R}{R}\right) I_1$ より

$$r_a = \left(\dfrac{I}{I_1} - 1\right) R = \left(\dfrac{28}{8} - 1\right) \times 0.05 = 0.125[\Omega]$$

〔別解〕　電流計 A_2 における電圧と $0.05[\Omega]$ の抵抗にかかる電圧は等しいから（図 4·39）

78

$8 \times r_a = (28-8) \times 0.05$

$r_a = \dfrac{(28-8) \times 0.05}{8} = 0.125 [\Omega]$

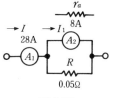

図 4・39

7. 閉回路 ａｂｃｆａ と閉回路 ａｂｃｄｅｆａ で考える．

キルヒホッフの第 1 法則より

$I_1 = I_2 + I_3 \cdots\cdots (1)$

キルヒホッフの第 2 法則より，閉回路 ａｂｃｆａ において

$E_1 + E_2 = R_1 I_1 + R_2 I_2$

$4 + 4 = 20 I_1 + 20 I_2$

$8 = 20 I_1 + 20 I_2 \cdots\cdots (2)$

閉回路 ａｂｃｄｅｆａ において，

$E_1 + E_3 = R_1 I_1 + R_3 I_3$　　　　　$4 + 12 = 20 I_1 + 30 I_3$

$16 = 20 I_1 + 30 I_3 \cdots\cdots (3)$

(1) 式を変形 $I_3 = I_1 - I_2 \cdots\cdots (4)$

(3) 式に (4) 式を代入

$16 = 20 I_1 + 30 (I_1 - I_2)$

$16 = 50 I_1 + 30 I_2 \cdots\cdots (5)$

(2) 式 ×3＋(5) 式 ×2

$24 = 60 I_1 + 60 I_2$
$+)\ 32 = 100 I_1 - 100 I_2$
$\overline{}$
$56 = 160 I_1$

∴　$I_1 = \dfrac{56}{160} = 0.35 [A]$

(2) 式に，$I_1 = 0.35$ を代入　$8 = 20 \times 0.35 + 20 I_2$　∴　$I_2 = \dfrac{1}{20} = 0.05 [A]$

(4) 式より　∴　$I_3 = I_1 - I_2 = 0.35 - 0.05 = 0.3 [A]$

8. S を開閉しても回路に流れる電流 I が一定であるということは，ブリッジ回路が平衡しているからである．すなわち，S を短絡しようが，開放しようが，平衡しているときには S には電流が流れないので I に影響を与えな

第4章　直流回路

いのである.

ブリッジの平衡条件 $R_1 \cdot R_4 = R_2 \cdot R_3$ より $40R_4 = 20R_3 \Rightarrow R_3 = 2R_4$

合成抵抗 $R = \dfrac{(R_1+R_2)(R_3+R_4)}{(R_1+R_2)+(R_3+R_4)} = \dfrac{(40+20)(R_3+R_4)}{(40+20)+(R_3+R_4)}$

$$= \dfrac{180R_4}{60+3R_4} = \dfrac{60R_4}{20+R_4}[\Omega]$$

オームの法則より $R = \dfrac{V}{I} = \dfrac{100}{5} = 20[\Omega]$　　　$\dfrac{60R_4}{20+R_4} = 20[\Omega]$

$60R_4 = 20(20+R_4)$　$\therefore$　$R = \dfrac{400}{40} = 10[\Omega]$　$\therefore$　$R_3 = 2R_4 = 2 \times 10 = 20[\Omega]$

9.　$R = \rho\dfrac{l}{A}$ より $0.5[\mathrm{mm}^2] = 0.5 \times 10^{-6}[\mathrm{m}^2]$

$$R = 1.72 \times 10^{-8} \times \dfrac{2}{0.5 \times 10^{-6}} = 0.0688[\Omega]$$

10.　$P = I^2R$ より $R = \dfrac{P}{I^2}$ となる.　$R = \dfrac{P}{I^2} = \dfrac{2 \times 10^3}{10^2} = 20[\Omega]$

11.　200[W] の電熱器を 100[V] で使用しているときの電熱器の抵抗は $P = \dfrac{V^2}{R}$

より $R = \dfrac{V^2}{P} = \dfrac{100^2}{200} = 50[\Omega]$ である.　したがって, 95[V] の電圧で用いた

場合, 抵抗値が変わらないとすれば, 電力量は

$$W = P \cdot t = \dfrac{V^2}{R} \cdot t = \dfrac{95^2}{50} \times 3600 = 649800[\mathrm{Ws}]$$

$$= 649.8[\mathrm{kWs}]$$

12.　(1)　$P = VI$ より $I = \dfrac{P}{V}$　　$I = \dfrac{2 \times 103}{200} = 10[\mathrm{A}]$

　　(2)　$W = P[\mathrm{kW}] \cdot t[\mathrm{h}] = 2[\mathrm{kW}] \times 2[\mathrm{h}] = 4[\mathrm{kWh}]$

　　(3)　$H = 0.24 \times V \cdot I \cdot t[\mathrm{s}] = 0.24 \times P \times t$

　　　　　　$= 0.24 \times 2 \times 10^3 \times 2 \times 60 \times 60 = 3456000[\mathrm{cal}]$

　　　　　　　　　$= 3456[\mathrm{kcal}]$

第5章　交流回路

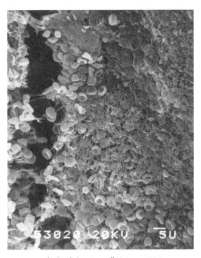

赤血球とフィブリン×700

第 5 章　交流回路

5·1　交流回路

5·1·1　直流と交流
　乾電池の電流は大きさも方向も変わらないが，家庭の電灯に流れる電流は大きさだけでなく方向も変化する．
　前者は直流（D.C., Direct Current）で，後者は交流（A.C., Alternative Current）といわれる．交流は時間の経過とともに大きさと向きが変わるので表示方法が多種多様になり，難解と感じる人も多い．交流問題を解くためには交流表示法について明確なイメージをもつことが大切である．
　図5·1は発電機の原理を示すものである．磁界の中のコイルを回転させると，電磁誘導の法則により，コイルの両端に起電力（電圧）が生じる．回転角 θ は，コイル平面と磁界の垂直面とのなす角度である．
　この起電力は，コイルの回転（角度の変化）につれ，大きさと方向が変化するので，交流電圧である．コイルの両端に抵抗，コイル，コンデンサからなる回路をつなぐと，回路中に交流電流が流れる．

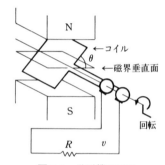

図5·1　発電機の原理

5·1·2　正弦波交流
(1) 正弦波交流
　図5·2(a)のように半径を1とする円を描き，この円周上の任意の点 A から X 軸におろした垂線を $\overline{AB}=a$ とし，$\angle AOB=\theta$ とすれば

$$\sin\theta=\frac{\overline{AB}}{\overline{OA}}=\frac{\overline{AB}}{1}=a \tag{5·1}$$

の関係がある．

5·1 交流回路

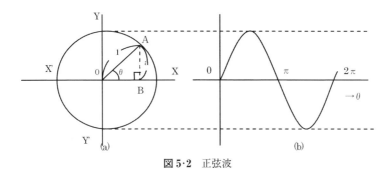

図 5·2　正弦波

OX 軸を基線として反時計方向に回転し，角 θ が $0\sim2\pi$[rad]$(=360°)$ まで変化すれば，これに対応して a の値も変化する．a の値の変化が図 5·2(b) の波形になる．このような曲線を正弦波とよぶ．

(2) 正弦波起電力

コイル両端に生じる交流起電力（電圧）は，電磁誘導の法則により，コイルの平面と磁界の垂直面とのなす角 θ の正弦に比例する．この角度は，コイルと磁界の位置関係図 5·3（図 5·1 を右下方向からみると得られる）から理解できる．すなわち，比例係数を V_m とすると，交流電圧の瞬時値 V は

$$V = V_m \sin\theta \quad (5·2)$$

で表わせる．

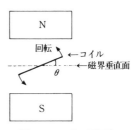

図 5·3　コイル平面と磁界垂直面の関係

(3) 周期と周波数

交流の一変化をサイクルと呼び，図 5·4 において，θ が $0\sim2\pi$[rad] になるまでが 1 サイクルである．1 サイクルに要する時間を周期と呼び，1 秒間に生ずるサイクル数を周波数と呼び，量記号は f と書き，単位は Hz（ヘルツ）を用いる．その他に kHz（キロヘルツ），MHz（メガヘルツ）

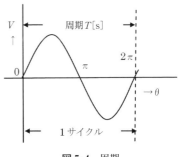

図 5·4　周期

83

第5章　交流回路

などが使われる．例えば，1[kHz]=1000[Hz], 1[MHz]=1000[kHz] になる．したがって，周期 T[s]，周波数 f[Hz] とすれば，

$$T=\frac{1}{f}[\,\mathrm{s}\,] \tag{5・3}$$

となる．

起電力が1サイクル変化したとき，電気的には角度が 2π[rad] 変化したと定め，このように定めた角度を電気角という．1サイクルの電気角は 2π[rad] であるから，コイルの電気角速度（角周波数）を ω[rad/s] とすれば1サイクルに要する時間，つまり周期 T[s] は

$$T=\frac{1}{f}=\frac{2\pi}{\omega} \tag{5・4}$$

$$\therefore\quad \omega=\frac{2\pi}{T}=2\pi f \tag{5・5}$$

となる．コイルが角速度 ω[rad/s] で回転しているとき，t 秒間に回転した角度を θ[rad] とすれば

$$\therefore\quad \theta=\omega t=2\pi ft \tag{5・6}$$

となる．

5・1・3　交流の定義と名称

(1) 瞬時値 V_t と最大値 V_m, I_m

図5・5のような正弦波交流で t_1, t_2, t_3 などの各時間の値 V_1, V_2, V_3 を瞬時値という．

瞬時値のうちで，最大の値を最大値（波高値）という．電圧，電流の最大値を V_m, I_m で表わす．最大値と最小値との差をピーク・ピーク値（V_{pp}, I_{pp}）という．

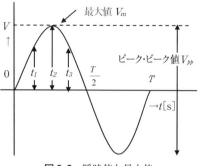

図5・5　瞬時値と最大値

(2) 平均値 V_a, I_a

図5・6のような正弦波交流で，正波と負波の面積とは互いに等しいから，1

サイクル間の平均値は零となる．したがって，半サイクル間 $\left(\dfrac{T}{2}\text{周期}\right)$ の平均値をその正弦波交流の平均値として表わす．図 5・6 において，斜線の部分の面積と点の部分の面積が等しくなるような線 AB を引くと $V_a[\mathrm{V}]$ の電圧が考えられる．このような考えで求めた電圧 $V_a[\mathrm{V}]$ の値を平均値という．電流の平均値 $I_a[\mathrm{A}]$ も同じような考えで求める．

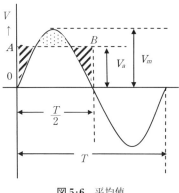

図 5・6 平均値

正弦波交流の平均値 $V_a[\mathrm{V}]$，$I_a[\mathrm{A}]$，最大値 $V_m[\mathrm{V}]$，$I_m[\mathrm{A}]$ とすると，

$$V_a=\dfrac{2}{\pi}V_m=0.637V_m[\mathrm{V}] \tag{5・7}$$

$$I_a=\dfrac{2}{\pi}I_m=0.637I_m[\mathrm{A}] \tag{5・8}$$

で求められる．

【例題 5-1】 正弦波交流で電圧の最大値が $V_m=200[\mathrm{V}]$ であれば，その平均値 V_a は何 V か．

【解】　　$V_a=\dfrac{2}{\pi}V_m$

$=\dfrac{2}{\pi}\times 200$

$=0.637\times 200$

$=127.4[\mathrm{V}]$

(3) 実効値 V，I

同じ抵抗 $R[\Omega]$ に直流電圧 $V[\mathrm{V}]$ を加えて発生する熱エネルギーと，交流電圧 $V[\mathrm{V}]$ を加えて発生する熱エネルギーとが互いに等しいとき，直流電圧 V と交流電圧とは同じ効果があると考え，交流電圧の実効値 $V[\mathrm{V}]$ を交流電圧の表示値 $V[\mathrm{V}]$ としている．電流の実効値 $I[\mathrm{A}]$ も同じ考え方である．

第 5 章　交流回路

正弦波交流の実効値を $V[\mathrm{V}]$, $I[\mathrm{A}]$, 最大値を $V_m[\mathrm{V}]$, $I_m[\mathrm{A}]$ とすると,

$$V = \frac{1}{\sqrt{2}} V_m = 0.707 V_m [\mathrm{V}] \tag{5・9}$$

$$I = \frac{1}{\sqrt{2}} I_m = 0.707 I_m [\mathrm{A}] \tag{5・10}$$

で求められる.

　一般に, 交流の実効値は, 瞬時値の 2 乗の 1 周期間の平均の平方根で表される.

【例題 5-2】　正弦波交流で電圧の実効値が $200[\mathrm{V}]$ であれば最大値 V_m は何 V か

【解】　　$V_m = V \times \sqrt{2}$

$\qquad\quad = 200 \times 1.414$

$\qquad\quad = 282.2[\mathrm{V}]$

（4）波形率と波高率

交流の波形を表わす一つの目安に, 波形率や波高率を用いる.

$$\text{波形率} = \frac{\text{実効値}}{\text{平均値}} \qquad \text{波高率} = \frac{\text{最大値}}{\text{実効値}}$$

正弦波交流においては

$$\text{波形率} = \frac{\dfrac{1}{\sqrt{2}} V_m}{\dfrac{2}{\pi} V_m} = \frac{\pi}{2\sqrt{2}} \fallingdotseq 1.11 \tag{5・11}$$

$$\text{波高率} = \frac{V_m}{\dfrac{1}{\sqrt{2}} V_m} = \sqrt{2} \fallingdotseq 1.414 \tag{5・12}$$

となる.

〈実効値 V_{rms}, 最大値 V_m, 平均値 V_{mean} の関係〉

（1）　$V_{rms} = \dfrac{1}{\sqrt{2}} V_m \qquad V_m = \sqrt{2}\, V_{rms}$

（2）　$V_m = \dfrac{\pi}{2} V_{\mathrm{mean}} \qquad V_{mean} = \dfrac{2}{\pi} V_m$

(3) $V_{rms} = \dfrac{\pi}{2\sqrt{2}} V_{mean}$

(4) 波形率 $= \dfrac{V_{rms}}{V_{mean}} = \dfrac{\pi}{2\sqrt{2}} = 1.11$

(5) 波高率 $= \dfrac{V_m}{V_{rms}} = \sqrt{2} = 1.414$

(5) 位相と位相差

図 5・7 において 2 つの交流電圧 $V_1[\mathrm{V}]$, $V_2[\mathrm{V}]$ がある．各波形の変化には，時間的なずれがある．最大値 $V_m[\mathrm{V}]$ とすると各電圧は

$$V_1 = V_m \sin \omega t \qquad (5 \cdot 13)$$
$$V_2 = V_m \sin (\omega t + \theta) \qquad (5 \cdot 14)$$

で表わすことができる．

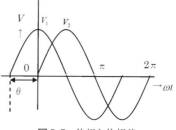

図 5・7 位相と位相差

(5・13) 式，(5・14) 式において ωt および $(\omega t + \theta)$ は，正弦波交流電圧の任意の瞬時の大きさを決定する重要な要素で，これを位相と呼んでいる．

図 5・7 から V_1 と V_2 の波形は $\theta[\mathrm{rad}]$ だけ位相がずれている．この位相のずれ $\theta[\mathrm{rad}]$ を位相差と呼んでいる．V_1 は V_2 より $\theta[\mathrm{rad}]$ だけ位相が遅れているという．また，V_2 は V_1 より $\theta[\mathrm{rad}]$ だけ位相が進んでいるという．2 つの交流の位相が一致しているとき，同相である．

【例題 5-3】 交流電圧 $V_1 = 100 \sin \left(\omega t - \dfrac{\pi}{6}\right) [\mathrm{V}]$ と $V_2 = 100 \sin \left(\omega t + \dfrac{\pi}{4}\right) [\mathrm{V}]$ の位相差を求めよ．

【解】
$$\left(\omega t - \dfrac{\pi}{6}\right) - \left(\omega t + \dfrac{\pi}{4}\right) = -\dfrac{\pi}{6} - \dfrac{\pi}{4}$$
$$= -\dfrac{2}{12}\pi - \dfrac{3}{12}\pi$$
$$= -\dfrac{5}{12}\pi$$

V_1 は V_2 より $\dfrac{5}{12}\pi$ [rad] 遅れている．

練習問題 1 交流電圧の最大値が 141.4[V] の交流電圧の平均値と実効値はいくらか．

練習問題 2 交流電流 $I_1 = 30\sin\left(\omega t + \dfrac{\pi}{3}\right)$ [A] と $I_2 = 30\sin\left(\omega t - \dfrac{\pi}{6}\right)$ [A] の位相差を求めよ．

5・2　受動素子の動き

5・2・1　交流の複素数表示

(1) 複素数

交流回路では回路が複雑になると計算が困難になる．そこで，複素数を用いれば，かなり複雑な回路でも計算ができる．この方法を記号法と呼ぶ．

2乗して -1 になる数を考えてこれを j で表わし，虚数単位という．すなわち $j^2 = -1$，$j = \sqrt{-1}$ となる．

a, b を実数とすると，

$$a + jb \tag{5・15}$$

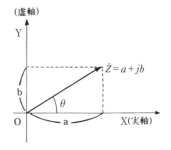

図 5・8　直角座標

で表わされる数を複素数といい，a を実数部，b を虚数部という．$a + jb$ は $b \neq 0$ のとき虚数，$b = 0$ のとき実数となる．

(2) 複素数のベクトル表示

図 5・8 のような直角座標において，ベクトル Z の X 軸および Y 軸上への投影を，それぞれ a および b とし，Y 軸上の値は j との積の形で表わせば

$$\dot{Z} = a + jb \tag{5・16}$$

となり，複素数でベクトル $\dot{Z}$ を表すことができる．$\dot{Z}$ と原点 O を結ぶ線分の

長さを Z,およびそれが X 軸となす角 θ は

$$Z=\sqrt{a^2+b^2} \tag{5・17}$$

$$\theta=\tan^{-1}\frac{b}{a} \tag{5・18}$$

のように表すことができる.

Z を複素数 $\dot{Z}$ の絶対値といい,θ をその偏角という.また,$\dot{Z}$ の実部 a,虚部 b は,絶対値 Z と偏角 θ を用いれば

$$a=Z\cos\theta \tag{5・19}$$
$$b=Z\sin\theta \tag{5・20}$$

と表す.よって,$\dot{Z}=a+jb$ は

$$\begin{aligned}\dot{Z}&=a+jb\\&=Z\cos\theta+jZ\sin\theta\\&=Z(\cos\theta+j\sin\theta)\end{aligned} \tag{5・21}$$

と表すことができる.

5・2・2 交流回路の基本回路

(1) 抵抗だけの回路

図 5・9(a) のように,抵抗 $R[\Omega]$ に正弦波交流電圧 $V=V_m\sin\omega t\,[\mathrm{V}]$ を加えれば,回路に流れる電流 $I[\mathrm{A}]$ は

$$I=\frac{V}{R}=\frac{V_m\sin\omega t}{R}=I_m\sin\omega t\,[\mathrm{A}]$$
$$\left(I_m=\frac{V_m}{R}\right) \tag{5・22}$$

I は V と同相の正弦波であり,図 5・9(b) のように示す.また,ベクトル図は図 5・9(c) である.V および I の実効値をそれぞれ $V[\mathrm{V}]$,$I[\mathrm{A}]$ とすれば

$$V=\frac{V_m}{\sqrt{2}},\ I=\frac{I_m}{\sqrt{2}} \tag{5・23}$$

$$\therefore\ I=\frac{V}{R}\ (I\text{ は }V\text{ と同相}) \tag{5・24}$$

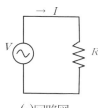

(a)回路図

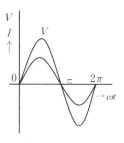

(b)波形

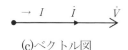

(c)ベクトル図

図 5・9 抵抗だけの回路

第5章 交流回路

記号法で表わすと

$$\dot{I}=\frac{\dot{V}}{R} \tag{5・25}$$

となる.

【例題 5-4】 $R=20[\Omega]$ に $f=50[\mathrm{Hz}]$ の電圧 $V=100\sqrt{2}\sin\omega t[\mathrm{V}]$ を加えたとき，電流の実効値 I は何 A か.

【解】 電圧の実効値 $V=\dfrac{V_m}{\sqrt{2}}=\dfrac{100\sqrt{2}}{\sqrt{2}}=100[\mathrm{V}]$

$$I=\frac{V}{R}=\frac{100}{20}=5[\mathrm{A}]$$

(2) 自己インダクタンスだけの回路

図 5・10(a) において，自己インダクタンス $L[\mathrm{H}]$ のコイルに周波数 $f[\mathrm{Hz}]$ の正弦波交流電圧 I を流したとすれば，この電流は時間的に変化し，コイルに自己誘導起電力 $e[\mathrm{V}]$ を誘導する．回路の抵抗を無視すれば $V-e=0$ ∴ $V=e$ となり，$V[\mathrm{V}]$ は $e[\mathrm{V}]$ と同相，同値である．

I が $\varDelta t[\mathrm{s}]$ 間に $\varDelta I[\mathrm{A}]$ だけ変化したとすれば，自己誘導起電力 $e[\mathrm{V}]$ は

$$e=L\frac{\varDelta i}{\varDelta t} \tag{5・26}$$

となる．

この回路に $V=V_m\sin\omega t\ [\mathrm{V}]$ の電圧を加えれば $\dfrac{\pi}{2}[\mathrm{rad}]$ だけ位相の遅れた電流

$$I=I_m\sin\left(\omega t-\frac{\pi}{2}\right) \tag{5・27}$$

が流れる．この関係を図 5・10(b)，

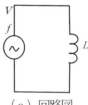

(a) 回路図

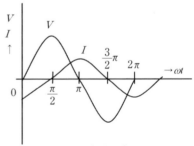

(b) 波形

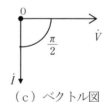

(c) ベクトル図

図 5・10 自己インダクタンスだけの回路

(c) に示す．そして，電流 I は $0 \sim \pi$ までの $\dfrac{1}{2f}$[s] 間に $-I_m \sim I_m$ まで変化するから，1秒間に電流の変化する割合は，

$$\frac{\varDelta i}{\varDelta t} = \frac{2I_m}{\dfrac{1}{2f}} = 4fI_m \tag{5·28}$$

となる．この電流変化によって，コイルに誘導する平均自己誘導起電力は

$$e = L \cdot \frac{\varDelta i}{\varDelta t} = 4fLI_m \tag{5·29}$$

となるが，$e[\mathrm{V}] = V_m \sin \omega t$ の半サイクルにおける平均値は $\dfrac{2}{\pi} V_m$ であるから

$$\frac{2}{\pi} V_m = 4fLI_m \tag{5·30}$$

$$\therefore \quad V_m = 2\pi fLI_m \tag{5·31}$$

となる．よって，V および I の実効値を $V[\mathrm{V}]$，$I[\mathrm{A}]$ とすれば

$$V = \frac{V_m}{\sqrt{2}}, \quad I = \frac{I_m}{\sqrt{2}}, \quad V = 2\pi fLI \tag{5·32}$$

$$\therefore \quad I = \frac{V}{2\pi fL} = \frac{V}{\omega L} = \frac{V}{X_L} \tag{5·33}$$

$$(X_L = \omega L = 2\pi fL)$$

となる．X_L は誘導リアクタンスといい，回路において電流を妨げる一種の抵当と考えることができる．よって，単位は抵抗と同じ Ω（オーム）を用いる．記号法で表わすと

$$\dot{I} = -j\frac{\dot{V}}{\omega L} = \frac{\dot{V}}{j\omega L} \tag{5·34}$$

【例題 5-5】 $L = 50$[mH] のコイルに 50[Hz] の交流電圧を加えたとき，コイルの誘導リアクタンス X_L は何 Ω か

【解】 $L = 50$[mH]　$f = 50$[Hz]

$$X_L = 2\pi fL = 2\pi \times 50 \times 50 \times 10^{-3}$$

$$= 15.7[\Omega]$$

（3）静電容量だけの回路

第5章 交流回路

　図5·11(a)において，静電容量 $C[\text{F}]$ のコンデンサに周波数 $f[\text{Hz}]$ の正弦波電圧 $V=V_m\sin\omega t[\text{V}]$ を加えて，回路の電流 I が流れたとする．このコンデンサに1[V]の電圧を加えたとき，コンデンサに蓄えられる電荷が $C[\text{C}]$ であり，$V[\text{V}]$ の電圧を加えれば $q=CV$ の電荷 $q[\text{C}]$ が蓄えられる．

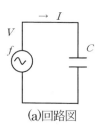

(a)回路図

ところが $V=V_m\sin\omega t[\text{V}]$ であるから

$$q=CV_m\sin\omega t\ [\text{C}] \quad (5\cdot35)$$

となり，q は V と同相になり，最大値 $CV_m[\text{C}]$ ある．このように，コンデンサの両極板の電荷が時間に変化し，1秒間に変化する電荷の割合が電流に相当するから，コンデンサの両極板には $I=\dfrac{\Delta q}{\Delta t}$ の電流 $I[\text{A}]$ が出入する．

この回路に $V=V_m\sin\omega t[\text{V}]$ の電圧を加えれば，これより $\dfrac{\pi}{2}[\text{rad}]$ だけ位相の進んだ電流

$$I=I_m\sin\left(\omega t+\dfrac{\pi}{2}\right)[\text{A}] \quad (5\cdot36)$$

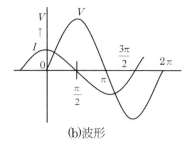

(b)波形

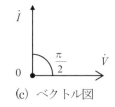

(c) ベクトル図

図5·11 静電容量だけの回路

が流れる．この関係を図5·11(b)，(c) に示す．$0\sim\dfrac{\pi}{2}$ までの $\dfrac{1}{4f}[\text{s}]$ 間に，q は $0\sim CV_m[\text{C}]$ まで変化するから，1秒間に変化する電荷の割合，すなわち，この時間における平均電流は，

$$\dfrac{\Delta q}{\Delta t}=\dfrac{CV_m}{\dfrac{1}{4f}}=4fCV_m \quad (5\cdot37)$$

となる．ところが，$0\sim\dfrac{\pi}{2}$ 間の平均電流は $\dfrac{2}{\pi}I_m$ であるから

$$\frac{2}{\pi}I_m = 4fCV_m \tag{5.38}$$

$$I_m = 2\pi fCV_m = \frac{V_m}{\dfrac{1}{2\pi fC}} \tag{5.39}$$

となる．よって，V および I の実効値を $V[\mathrm{V}]$，$I[\mathrm{A}]$ とすれば

$$V = \frac{V_m}{\sqrt{2}}, \quad I = \frac{I_m}{\sqrt{2}} \tag{5.40}$$

$$\therefore \quad I = 2\pi fCV = \frac{V}{\dfrac{1}{2\pi fC}} = \frac{V}{\dfrac{1}{\omega C}} = \frac{V}{X_c} \tag{5.41}$$

$$\left(X_c = \frac{1}{\omega C} = \frac{1}{2\pi fC} \right)$$

となる．X_c は容量リアクタンスといい，回路において電流を妨げる一種の抵抗と考えることができる．よって単位は同じ Ω（オーム）を用いる．

記号法で表わすと

$$\dot{I} = +j\frac{\dot{V}}{\dfrac{1}{\omega C}} = \frac{\dot{V}}{-j\dfrac{1}{\omega C}} = \frac{\dot{V}}{\dfrac{1}{j\omega C}} = j\omega C\dot{V} \tag{5.42}$$

となる．

【例題 5-6】 $C = 1.0[\mu\mathrm{F}]$ のコンデンサを $1[\mathrm{kHz}]$ の回路で使用すると，容量リアクタンスは何 Ω か．

【解】 $C = 1.0[\mu\mathrm{F}] = 1.0 \times 10^{-6}[\mathrm{F}]$　$f = 1[\mathrm{kHz}] = 1000[\mathrm{Hz}]$

$$X_c = \frac{1}{2\pi fC} = \frac{1}{2\pi \times 1000 \times 1 \times 10^{-6}}$$
$$\fallingdotseq 159[\Omega]$$

練習問題3 $R = 12.5[\Omega]$ の抵抗に $f = 50[\mathrm{Hz}]$，$V = 200[\mathrm{V}]$ の交流電圧を加えたとき，流れる電流 I は何 A か．

練習問題4 $L = 0.05[\mathrm{H}]$ のコイルに $f = 50[\mathrm{Hz}]$，$V = 150[\mathrm{V}]$ の交流電圧を加えたとき，コイルに流れる電流 I は何 A か．

練習問題5 $C=2[\mu F]$ のコンデンサに，$f=50[Hz]$，$V=100[V]$ の交流電圧を加えたとき，回路に流れる電流 I は何 A か．

5・3 正弦波交流回路と共振現象

5・3・1 R－L 直列回路

図 5・12(a) において，抵抗 $R[\Omega]$，インダクタンス $L[H]$ の直列回路に，周波数 $f[Hz]$ の交流電圧 $V[V]$ を加えたとき，電流 $I[A]$ が流れたとする．R および L の両端電圧を $V_R[V]$，$V_L[V]$ とすると

$$V_R=R\cdot I \quad (\dot{V}_R は \dot{I} と同相) \quad (5\cdot 43)$$

$$V_L=X_L\cdot I$$

($\dot{V}_L は \dot{I}より \frac{\pi}{2}[rad] 進み位相$)

$$=\omega L\cdot I$$
$$=2\pi f L I \quad (5\cdot 44)$$

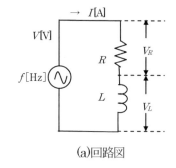

(a)回路図

となる．回路の全電圧 $V[V]$ は図 5・12(b) より

$$V=\sqrt{V_R{}^2+V_L{}^2}$$
$$=\sqrt{(RI)^2+(X_L I)^2}$$
$$=I\sqrt{R^2+X_L{}^2} \quad (5\cdot 45)$$

となる．よって，電流 $I[A]$ は

$$I=\frac{V}{\sqrt{R^2+X_L{}^2}}[A] \quad (5\cdot 46)$$

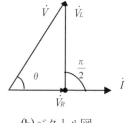

(b)ベクトル図

図 5・12 R-L 直列回路

となる．V と I の位相差 $\theta[rad]$ は

$$\theta=\tan^{-1}\frac{V_L}{V_R}=\tan^{-1}\frac{X_L}{R}=\tan^{-1}\frac{2\pi f L}{R}[rad] \quad (5\cdot 47)$$

となる．記号法で表わすと

$$\begin{cases} \dot{V}_R = R \cdot \dot{I} \quad [\text{V}] \\ \dot{V}_L = jX_L \cdot \dot{I} = j\omega L \dot{I} \quad [\text{V}] \end{cases} \quad (5\cdot 48)$$
$$(5\cdot 49)$$
$$\dot{V} = \dot{V}_R + \dot{V}_L = R \cdot \dot{I} + jX_L \cdot \dot{I} = R \cdot \dot{I} + j\omega L \dot{I}$$
$$= (R + j\omega L)\dot{I} \quad (5\cdot 50)$$

となる．

【例題 5-7】 図 5・13 において，$R=30[\Omega]$，$X_L=40[\Omega]$ の直列回路に，交流電圧 $V=100[\text{V}]$ を加えた．回路に流れる電流 $I[\text{A}]$ と各部分の電圧 $V_R[\text{V}]$，$V_L[\text{V}]$ を求めよ．

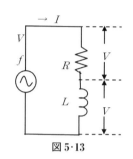

図 5・13

【解】

$$I = \frac{V}{\sqrt{R^2 + X_L^2}} = \frac{100}{\sqrt{30^2 + 40^2}}$$
$$= \frac{100}{50} = 2 \;[\text{A}]$$
$$V_R = R \cdot I = 30 \times 2 = 60 \;[\text{V}]$$
$$V_L = X_L \cdot I = 40 \times 2 = 80 \;[\text{V}]$$

5・3・2 $R-C$ 直列回路

図 4・14(a) において，抵抗 $R[\Omega]$，静電容量 $C[\text{F}]$ の直列回路に，周波数 $f[\text{Hz}]$ の交流電圧 $V[\text{V}]$ を加えたとき，電流 $I[\text{A}]$ が流れたとする．R および C の両端の電圧を $V_R[\text{V}]$，$V_C[\text{V}]$ とすると

$$V_R = R \cdot I \quad (\dot{V}_R \text{ は } \dot{I} \text{ と同相}) \quad (5\cdot 51)$$

$$V_C = X_C \cdot I \quad (\dot{V}_C \text{ は } \dot{I} \text{ より } \frac{\pi}{2}[\text{rad}] \text{ 遅れ位相})$$

$$= \frac{1}{\omega C} \cdot I$$

$$= \frac{1}{2\pi f C} \cdot I \quad (5\cdot 52)$$

となる．回路の全電圧 $V[\text{V}]$ は図 5・14(b) より

$$V = \sqrt{V_R{}^2 + V_C{}^2}$$

第5章 交流回路

$$= \sqrt{(RI)^2 + (X_C I)^2}$$
$$= I\sqrt{R^2 + X_C^2} \ [V] \tag{5・53}$$

となる．よって電流 I[A] は

$$I = \frac{V}{\sqrt{R^2 + X_C^2}} [A] \tag{5・54}$$

となる．V と I の位相差 θ[rad] は

$$\theta = \tan^{-1}\frac{V_C}{V_R} = \tan^{-1}\frac{X}{R_C}$$

$$= \tan^{-1}\frac{1}{2\pi fCR} [\text{rad}] \tag{5・55}$$

となる．記号法で表わすと

$$\begin{cases} \dot{V}_R = R \cdot \dot{I} \ [V] & (5・56) \\ \dot{V}_C = -jX_C \dot{I} = -j\dfrac{1}{\omega C}\dot{I} \ [V] & (5・57) \end{cases}$$

$$\dot{V} = \dot{V}_R + \dot{V}_C = R \cdot \dot{I} - j\frac{1}{\omega C}\dot{I}$$

$$= \left(R - j\frac{1}{\omega C}\right)\dot{I} \tag{5・58}$$

となる．

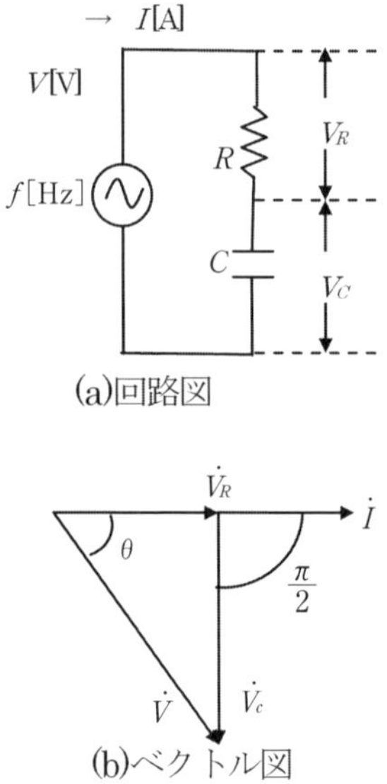

【例題 5-8】 図 5・15 において，$R = 16$[Ω]，$X_C = 12$[Ω] の直列回路に，交流電圧 $V = 100$[V] を加えた回路に流れる電流 I[A] と各部の電圧 V_R[V]，V_C[V] を求めよ．

【解】
$$I = \frac{V}{\sqrt{R^2 + X_C^2}} = \frac{100}{\sqrt{16^2 + 12^2}}$$
$$= \frac{100}{20} = 5 [A]$$
$$V_R = R \cdot I = 16 \times 5 = 80 [V]$$
$$V_C = X_C \cdot I = 12 \times 5 = 60 [V]$$

(a)回路図

(b)ベクトル図

図 5・14 R-C 直列回路

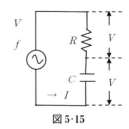

図 5・15

5・3・3 インピーダンス

(5・42) 式と，(5・50) 式を変形して $\dfrac{V}{I}$ を求め，これを Z とすると，

$$Z=\sqrt{R^2+X_L{}^2}=\sqrt{R^2+(\omega L)^2}\,[\Omega] \tag{5・59}$$

$$Z=\sqrt{R^2+X_C{}^2}=\sqrt{R^2+\left(\dfrac{1}{\omega C}\right)^2}\,[\Omega] \tag{5・60}$$

となる．これは，X_L，X_C などと同じように交流回路において，電流を妨げる働きをする一つの定数となる．この Z をインピーダンスといい，単位は抵抗と同じ Ω（オーム）を用いる．

記号法で表わすと

$$\dot{Z}=\dfrac{\dot{V}}{\dot{I}}=R+j\omega L\,[\Omega] \tag{5・61}$$

$$\dot{Z}=\dfrac{\dot{V}}{\dot{I}}=R-j\dfrac{1}{\omega C}\,[\Omega] \tag{5・62}$$

となる．交流回路に電圧 $V[\mathrm{V}]$ を加えたとき，回路のインピーダンス $Z[\Omega]$ がわかれば，電流 $I[\mathrm{A}]$ は

$$I=\dfrac{V}{Z}\,[\mathrm{A}] \tag{5・63}$$

となる．

5・3・4 $R-L-C$ 直列回路

図 5・16(a) において，抵抗 $R[\Omega]$，インダクタンス $L[\mathrm{H}]$，静電容量 $C[\mathrm{F}]$ の直列回路に，周波数 $f[\mathrm{Hz}]$ の交流電圧 $V[\mathrm{V}]$ を加えたとき，回路に流れる電流 $I[\mathrm{A}]$ とすると，各部分の電圧 $V_R[\mathrm{V}]$，$V_L[\mathrm{V}]$，$V_C[\mathrm{V}]$ の大きさ，および，電流 $I[\mathrm{A}]$ 対する位相は

$$V_R=R\cdot I\,[\mathrm{V}]\quad（電流 \dot{I} と同相） \tag{5・64}$$

$$V_L=X_L\cdot I\,[\mathrm{V}]\quad（電流 \dot{I} より \dfrac{\pi}{2}[\mathrm{rad}] 進み位相） \tag{5・65}$$

$$V_C=X_C\cdot I\,[\mathrm{V}]\quad（電流 \dot{I} より \dfrac{\pi}{2}[\mathrm{rad}] 遅れ位相） \tag{5・66}$$

第5章　交流回路

となる．回路の全電圧 $V[\mathrm{V}]$ は，図 $5\cdot16(\mathrm{b})$，(c) のベクトル図より，

$$V=\sqrt{V_R{}^2+(V_L-V_C)^2}$$
$$=I\sqrt{R^2+(X_L-X_C)^2}\,[\mathrm{V}] \quad (5\cdot67)$$

となる．よって電流 $I[\mathrm{A}]$ は

$$I=\frac{1}{\sqrt{R^2+(X_L-X_C)^2}} \quad (5\cdot68)$$

となる．インピーダンス $Z[\Omega]$ は

$$Z=\sqrt{R^2+(X_L-X_C)^2}=\sqrt{R^2+X^2} \quad (5\cdot69)$$
$$\left(|X_L-X_C|=\left|\omega L-\frac{1}{\omega C}\right|\right)[\Omega]$$

となる．X を合成リアクタンスといい，単位は Ω（オーム）を用いる．そして，$X_L>X_C$ のとき，の合成リアクタンスは誘導性となり，$X_L<X_C$ のときの合成リアクタンスは容量性となる．誘導性のときには，I は V より $\theta[\mathrm{rad}]$ だけ遅れ，容量性のときには，I は V より $\theta[\mathrm{rad}]$ だけ進む．

Z を記号法で表わすと

$$\dot{Z}=R+j(X_L-X_C)=R+j\left(\omega L-\frac{1}{\omega C}\right)[\Omega] \quad (5\cdot70)$$

となる．

【例題 5-9】 $R=6[\Omega]$，$X_L=10[\Omega]$，$X_C=2[\Omega]$ の直列回路に交流 $V=100[\mathrm{V}]$ を加えた．合成リアクタンス $X[\Omega]$ とインピーダンス $Z[\Omega]$ および回路に流れる電流 $I[\mathrm{A}]$ を求めよ．

【解】　$X=|X_L-X_C|=|10-2|=8[\Omega]$

$$Z=\sqrt{R^2+(X_L-X_C)^2}=\sqrt{R^2+X^2}=\sqrt{6^2+8^2}=10[\Omega]$$

$$I=\frac{1}{\sqrt{R^2+(X_L-X_C)^2}}=\frac{V}{Z}=\frac{100}{10}=10[\mathrm{A}]$$

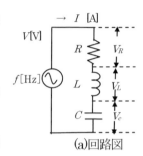

(a)回路図

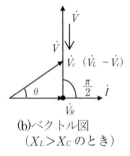

(b)ベクトル図
（$X_L>X_C$ のとき）

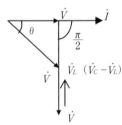

(c)ベクトル図
（$X_L<X_C$ のとき）

図 $5\cdot16$　R-L-C 直列回路

5·3·5 直列共振

抵抗は，周波数に無関係で一定であるが，誘導リアクタンス X_L は，周波数 f に比例して変化し，容量リアクタンス X_C は，周波数 f に反比例する．周波数 f の変化に対する X_L, X_C および X の値をグラフに描くと図 5·17 のようになる．インピーダンス Z の値も f の変化に対して図 5·18 のようになる．

図 5·17, 図 5·18 よりある特定の周波数 f_r のとき，

$$X = |X_L - X_C| = 0 [\Omega] \qquad (5\cdot71)$$

になったとすれば，

$$Z = \sqrt{R^2 + (X_L - X_C)^2} = R [\Omega] \qquad (5\cdot72)$$

$$I = \frac{V}{Z} = \frac{V}{R} [\mathrm{A}] \qquad (5\cdot73)$$

$$\theta = \tan^{-1}\frac{X_L - X_C}{R} = 0 [\mathrm{rad}] \qquad (5\cdot74)$$

となる．このとき，回路の X_L と X_C とが互いに打ち消し合い，インピーダンス Z が $Z = R [\Omega]$ となって，著しく小さくなるため，図 5·19 のように急に大きな電流が流れるようになる．このとき，電圧 V と電流 I とは同相となる．このような現象を，直列共振という．共振時の周波数 f_r は

$$f_r = \frac{1}{2\pi\sqrt{LC}} [\mathrm{Hz}] \qquad (5\cdot75)$$

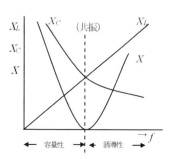

図 5·17
周波数と各リアクタンスの関係

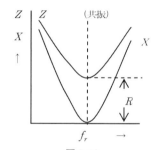

図 5·18
周波数とインピーダンスの関係

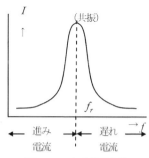

図 5·19 直列共振曲線

第 5 章　交流回路

となる. f_r を共振周波数という. 共振時の L と C の両端の電圧 $V_L[\mathrm{V}]$, V_c [V] の関係は

$$V_L = V_c \tag{5·76}$$

となる.

【例題 5-10】　$R=50[\Omega]$, $L=50[\mathrm{mH}]$, $C=5[\mu\mathrm{F}]$ の直列回路がある. この回路の共振周波数 $f_r[\mathrm{Hz}]$ と電源電圧 $V=10[\mathrm{V}]$ とするとき, 共振時の電流 $I_r[\mathrm{A}]$, 各部の電圧 $V_R[\mathrm{V}]$, $V_L[\mathrm{V}]$, $V_C[\mathrm{V}]$ を求めよ.

【解】
$$f_r = \frac{1}{2\pi\sqrt{LC}} = \frac{1}{2\pi\sqrt{50\times10^{-3}\times5\times10^{-6}}}$$

$$= \frac{1}{2\pi\times5\times10^{-4}}$$

$$\fallingdotseq 318.5[\mathrm{Hz}]$$

$$I_r = \frac{V}{Z} = \frac{V}{R} = \frac{10}{50} = 0.2[\mathrm{A}]$$

$$V_R = R\cdot I = 50\times0.2 = 10[\mathrm{V}]$$

$$V_L = X_L\cdot I = 2\pi f_r L \times I_r = 2\pi\times318.5\times50\times10^{-3}\times0.2$$

$$\fallingdotseq 20[\mathrm{V}]$$

$$V_C = V_L = 20[\mathrm{V}]$$

5·3·6　$R-L$ 並列回路

図 5·20(a) において, 抵抗 $R[\Omega]$ とインダクタンス $L[\mathrm{H}]$ の並列回路に周波数 $f[\mathrm{Hz}]$ の交流電圧 $V[\mathrm{V}]$ を加えたとき, R および L に流れる電流 $I_R[\mathrm{A}]$, I_L [A] は

$$I_R = \frac{V}{R}[\mathrm{A}] \quad (\dot{I}_R \text{ は } \dot{V} \text{ と同相}) \tag{5·77}$$

$$I_L = \frac{V}{X_L} = \frac{V}{\omega L} = \frac{V}{2\pi f L}[\mathrm{A}] \quad (\dot{I}_L \text{ は } \dot{V} \text{ より } \frac{\pi}{2}[\mathrm{rad}] \text{ 遅れ位相}) \tag{5·78}$$

となる. 回路の全電流 $I[\mathrm{A}]$ は図 5·20(b) から

$$I = \sqrt{I_R{}^2 + I_L{}^2}$$

$$= \sqrt{\left(\frac{V}{R}\right)^2 + \left(\frac{V}{X_L}\right)^2}$$

100

5·3 正弦波交流回路と共振現象

$$= V\sqrt{\left(\frac{1}{R}\right)^2+\left(\frac{1}{X_L}\right)^2}[\text{A}] \tag{5·79}$$

となる．インピーダンス $Z[\Omega]$ は

$$Z=\frac{V}{I}=\sqrt{\left(\frac{1}{R}\right)^2+\left(\frac{1}{X_L}\right)^2}[\Omega] \tag{5·80}$$

となり，V と I の位相差 θ は

$$\theta=\tan^{-1}\frac{I_L}{I_R}=\frac{R}{2\pi fL}[\text{rad}] \tag{5·81}$$

となる．記号法で表わすと

$$\dot{I}_R=\frac{\dot{V}}{R}[\text{A}] \tag{5·82}$$

$$\dot{I}_L=-j\frac{\dot{V}}{\omega L}[\text{A}] \tag{5·83}$$

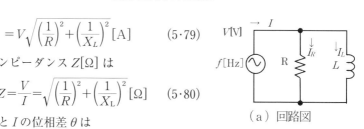

(a) 回路図

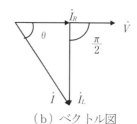

(b) ベクトル図

図 5·20　R-L 並列回路

$$\dot{I}=\dot{I}_R+\dot{I}_L=\frac{\dot{V}}{R}-j\frac{\dot{V}}{\omega L}=\left(\frac{1}{R}-j\frac{1}{\omega L}\right)\dot{V}[\text{A}]$$

$$\tag{5·84}$$

$$\dot{Z}=\frac{\dot{V}}{\dot{I}}=\frac{\dot{V}}{\left(\frac{1}{R}-j\frac{1}{\omega L}\right)\dot{V}}[\Omega] \tag{5·85}$$

となる．ここで，インピーダンスの逆数をとると，

$$\frac{1}{\dot{Z}}=\frac{1}{\dfrac{1}{\dfrac{1}{R}-j\dfrac{1}{\omega L}}}=\frac{1}{R}-j\frac{1}{\omega L}=\dot{Y}[\text{S}] \tag{5·86}$$

となり，$\dot{Y}$ をアドミタンスといい，単位に S（ジーメンス）を用いる．

【例題 5-11】 $R=12[\Omega]$，$X_L=5[\Omega]$ を並列に接続し，交流 $120[\text{V}]$ を加えたとき，抵抗に流れる電流 $I_R[\text{A}]$，コイルに流れる電流 $I_L[\text{A}]$，回路に流れる全電流 $I[\text{A}]$ を求めよ．

【解】　$I_R=\dfrac{V}{R}=\dfrac{120}{12}=10[\text{A}]$　　又は $I=\sqrt{I_R{}^2+I_L{}^2}=\sqrt{10^2+24^2}$

101

第5章 交流回路

$$I_L = \frac{V}{X_L} = \frac{120}{5} = 24[\text{A}]$$

$$I = V\sqrt{\left(\frac{1}{R}\right)^2 + \left(\frac{1}{X_L}\right)^2}$$

$$= 120\sqrt{\left(\frac{1}{12}\right)^2 + \left(\frac{1}{5}\right)^2}$$

$$= 120\sqrt{\frac{169}{3600}}$$

$$= 120 \cdot \frac{13}{60} = 26[\text{A}]$$

5·3·7 R－C 並列回路

図 5·21(a) において，抵抗 $R[\Omega]$ と静電容量 $C[\text{F}]$ の並列回路に周波数 $f[\text{Hz}]$ の交流電圧 $V[\text{V}]$ を加えたとき，R および C に流れる電流 $I_R[\text{A}]$，$I_C[\text{A}]$ は

$$I_R = \frac{V}{R}[\text{A}] \quad (\dot{I}_R \text{ は } \dot{V} \text{ と同相}) \quad (5\cdot87)$$

$$I_C = \frac{V}{X_C} = \frac{V}{\dfrac{1}{\omega C}} = \frac{V}{\dfrac{1}{2\pi fC}} = 2\pi fCV[\text{A}]$$

$$(\dot{I}_C \text{ は } \dot{V} \text{ より } \frac{\pi}{2}[\text{rad}] \text{ 進み位相}) \quad (5\cdot88)$$

となる．回路の全電流 $I[\text{A}]$ は，図 5·21(b) から

$$I = \sqrt{I_R{}^2 + I_C{}^2}$$

$$= \sqrt{\left(\frac{V}{R}\right)^2 + \left(\frac{V}{X_C}\right)^2}$$

$$= V\sqrt{\left(\frac{1}{R}\right)^2 + \left(\frac{1}{X_C}\right)^2}[\text{A}] \quad (5\cdot89)$$

となる．インピーダンス $Z[\Omega]$ は

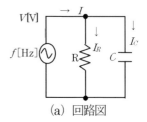

(a) 回路図

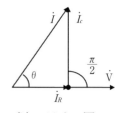

(b) ベクトル図

図 5·21 R-C 並列回路

5·3 正弦波交流回路と共振現象

$$Z = \frac{V}{I} = \frac{1}{\sqrt{\left(\dfrac{1}{R}\right)^2 + \left(\dfrac{1}{X_C}\right)^2}}[\Omega] \tag{5·90}$$

となり，V と I との位相差 θ は

$$\theta = \tan^{-1} \frac{I_C}{I_R} = \tan^{-1} \frac{2\pi f C V}{\dfrac{V}{R}} = \tan^{-1} 2\pi f C R [\mathrm{rad}] \tag{5·91}$$

となる．記号法で表わすと

$$\dot{I}_R = \frac{\dot{V}}{R} \qquad \dot{I}_C = \frac{\dot{V}}{-j\dfrac{1}{\omega C}} = j\omega C \dot{V} \tag{5·92}$$

$$\dot{I} = \dot{I}_R + \dot{I}_C = \frac{\dot{V}}{R} + j\omega C \dot{V} = \left(\frac{1}{R} + j\omega C\right)\dot{V} \tag{5·93}$$

$$\dot{Z} = \frac{\dot{V}}{\dot{I}} = \frac{\dot{V}}{\left(\dfrac{1}{R} + j\omega C\right)\dot{V}} = \frac{1}{\dfrac{1}{R} + j\omega C} \tag{5·94}$$

となる．ここでアドミタンス $\dot{Y}$ を求めると

$$\dot{Y} = \frac{1}{\dot{Z}} = \frac{1}{\dfrac{1}{\dfrac{1}{R} + j\omega C}} = \frac{1}{R} + j\omega C [\mathrm{S}] \tag{5·95}$$

となる．

【例題 5-12】 $R = 3[\Omega]$，$X_C = 4[\Omega]$ を並列に接続し，交流 $120[\mathrm{V}]$ を加えたとき，抵抗に流れる電流 $I_R[\mathrm{A}]$，コンデンサに流れる電流 $I[\mathrm{A}]$，回路に流れる全電流 $I[\mathrm{A}]$ を求めよ．

【解】 $I_R = \dfrac{V}{R} = \dfrac{120}{3} = 40[\mathrm{A}]$

$\qquad I_C = \dfrac{V}{X_C} = \dfrac{120}{4} = 30[\mathrm{A}]$

$\qquad I = V\sqrt{\left(\dfrac{1}{R}\right)^2 + \left(\dfrac{1}{X_C}\right)^2}$ 又は $I = \sqrt{I_R{}^2 + I_C{}^2}$

$\qquad = 120\sqrt{\left(\dfrac{1}{3}\right)^2 + \left(\dfrac{1}{4}\right)^2} \qquad = \sqrt{40^2 + 30^2} = 50[\mathrm{A}]$

103

第 5 章　交流回路

$$= 120\sqrt{\frac{25}{144}}$$

$$= 120 \times \frac{5}{12}$$

$$= 50[\text{A}]$$

5·3·8　$R-L-C$ 並列回路

図 5·22(a) において，抵抗 $R[\Omega]$，インダクタンス $L[\text{H}]$，静電容量 $C[\text{F}]$ の並列回路に周波数 $f[\text{Hz}]$ の交流電圧 $V[\text{V}]$ を加えたとき，各部の電流 $I_R[\text{A}]$，$I_L[\text{A}]$，$I_C[\text{A}]$ は

$$I_R = \frac{V}{R}[\text{A}] \quad (\dot{I}_R \text{ は } \dot{V} \text{ と同相}) \tag{5·96}$$

$$I_L = \frac{V}{X_L}[\text{A}] \quad (\dot{I}_L \text{ は } \dot{V} \text{ より } \frac{\pi}{2}[\text{rad}] \text{ 遅れ位相}) \tag{5·97}$$

$$I_C = \frac{V}{X_C}[\text{A}] \quad (\dot{I}_C \text{ は } \dot{V} \text{ より } \frac{\pi}{2}[\text{rad}] \text{ 進み位相}) \tag{5·98}$$

となる．回路の全電流 $I[\text{A}]$ は図 5·22(b)，(c) から

$$I = \sqrt{I_R{}^2 + (I_L - I_C)^2}$$

$$= \sqrt{\left(\frac{V}{R}\right)^2 + \left(\frac{V}{X_L} - \frac{V}{X_C}\right)^2}$$

$$= V\sqrt{\left(\frac{1}{R}\right)^2 + \left(\frac{1}{X_L} - \frac{1}{X_C}\right)^2}[\text{A}] \tag{5·99}$$

となる．インピーダンス $Z[\Omega]$ は

$$Z = \frac{V}{I} = \frac{1}{\sqrt{\left(\frac{1}{R}\right)^2 + \left(\frac{1}{X_L} - \frac{1}{X_C}\right)^2}}[\Omega] \tag{5·100}$$

となり，V と I の位相差 θ は

$$\theta = \tan^{-1}\frac{I_L - I_C}{I_R}[\text{rad}]$$

$$= \tan^{-1}\frac{\dfrac{1}{X_L}-\dfrac{1}{X_C}}{\dfrac{1}{R}}$$

$$= \tan^{-1}\left(\frac{1}{2\pi fL}-2\pi fC\right)R \,[\mathrm{rad}] \quad (5\cdot101)$$

となる．記号法で表わすと

$$\dot{I}=\dot{I}_R+\dot{I}_L+\dot{I}_C$$
$$=\frac{\dot{V}}{R}-j\frac{\dot{V}}{\omega L}+j\omega C\dot{V}$$
$$=\left\{\frac{1}{R}-j\left(\frac{1}{\omega L}-\omega C\right)\right\}\dot{V} \quad (5\cdot102)$$

$$\dot{Z}=\frac{\dot{V}}{\dot{I}}=\frac{\dot{V}}{\left\{\dfrac{1}{R}-j\left(\dfrac{1}{\omega L}-\omega C\right)\right\}\dot{V}}$$
$$=\frac{1}{\dfrac{1}{R}-j\left(\dfrac{1}{\omega L}-\omega C\right)} \quad (5\cdot103)$$

$$\dot{Y}=\frac{1}{\dot{Z}}=\frac{1}{R}-j\left(\frac{1}{\omega L}-\omega C\right) \quad (5\cdot104)$$

となる．

図 5·22(a) において，電流 I は電圧 V に対し $I_L > I_C$ のときは遅れ電流となり，$I_L < I_C$ のときは進み電流になる．また，$I_L = I_C$ のときは同相となる．このとき電流 I の大きさは

$$I_R=\frac{V}{R} \quad (5\cdot105)$$

となる．すなわち，抵抗 R だけの回路と同じ結果となり，電流 I の大きさは最小にな

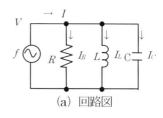

(a) 回路図

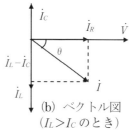

(b) ベクトル図
($I_L > I_C$ のとき)

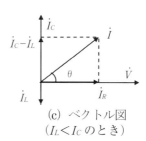

(c) ベクトル図
($I_L < I_C$ のとき)

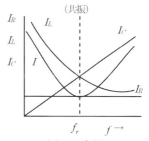

(d) 周波数と
各部の電流との関係

図 5·22　R-L-C 並列回路

第5章　交流回路

り，インピーダンス Z が最大になる．そのとき，$X_L = X_C$ となる．このような現象を並列共振という．

並列共振のときの共振周波数 f_r は，直列共振と同じ

$$f_r = \frac{1}{2\pi\sqrt{LC}}[\text{Hz}] \tag{5·106}$$

となる．各部の電流 $I[\text{A}]$，$I_R[\text{A}]$，$I_L[\text{A}]$，$I_C[\text{A}]$ と周波数 $f[\text{Hz}]$ との関係を図 5·22(d) に示す．

【例題 5-13】 $R = 15[\Omega]$，$X_L = 12[\Omega]$，$X_C = 30[\Omega]$ を並列に接続し，交流 120[V] を加えたとき，回路に流れる電流を求めよ．

【解】
$$I_R = \frac{V}{R} = \frac{120}{15} = 8[\text{A}]$$

$$I_L = \frac{V}{X_L} = \frac{120}{12} = 10[\text{A}]$$

$$I_C = \frac{V}{X_C} = \frac{120}{30} = 4[\text{A}]$$

$$I = \sqrt{I_R{}^2 + (I_L - I_C)^2} = \sqrt{8^2 + (10-4)^2} = \sqrt{64+36} = \sqrt{100} = 10[\text{A}]$$

回路	インピーダンス $\dot{Z}$	電流位相
R,C 直列	$R - j\dfrac{1}{2\pi fC}$	進み
R,L 直列	$R + j2\pi fL$	遅れ
R,L,C 直列	$R + j\left(2\pi fL - \dfrac{1}{2\pi fC}\right)$	低周波進み，高周波遅れ
R,C 並列	$\dfrac{1}{\dfrac{1}{R} + j2\pi fC}$	進み
R,L 並列	$\dfrac{1}{\dfrac{1}{R} - j\dfrac{1}{2\pi fL}}$	遅れ
R,L,C 並列	$\dfrac{1}{\dfrac{1}{R} + j\left(2\pi fC - \dfrac{1}{2\pi fL}\right)}$	低周波遅れ，高周波進み

練習問題6 $R=24[\Omega]$, $X_L=32[\Omega]$ の直列回路に，交流 $100[V]$ を加えたとき，インピーダンス $Z[\Omega]$ と回路に流れる電流 $I[A]$ を求めよ．

練習問題7 $R=3[\Omega]$, $X_C=4[\Omega]$ の直列回路に，交流 $10[V]$ を加えたとき，インピーダンス $Z[\Omega]$ と回路に流れる電流 $I[A]$ を求めよ．

練習問題8 $R-L-C$ 直列回路において，$X_L=25[\Omega]$, $X_C=17[\Omega]$ に，交流 $100[V]$ を加えたとき，回路に $10[A]$ の電流が流れた．抵抗 R を求めよ．

練習問題9 $R=10[\Omega]$, $L=0.0159[H]$, $C=318[\mu F]$ の並列回路において，$100[V]$, $50[Hz]$ の交流電圧を加えたとき，各部 I_R, I_L, I_C の電流および回路に流れる電流 I を求めよ．

5・4 交流の電力

　直流回路の電力は，電圧と電流の積で求めることができる．交流では，図 5・23 に示すように電圧と電流が時間とともに変化するので，その積として与えられる電力も時間とともに変化する．

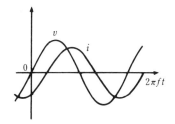

図 5・23 交流回路の電圧，電流

5・4・1　有効電力

　交流の電力は電圧の瞬時値 V と電流の瞬時値 I の積で求めることができる．図 5・23 で示す電圧 $v=\sqrt{2}V\sin\omega t$ と，電流 $i=\sqrt{2}I\sin(\omega t-\phi)$ の積は

$$\begin{aligned}p&=Vi=\sqrt{2}V\sin\omega t\cdot\sqrt{2}I\sin(\omega t-\phi)\\&=2VI\sin\omega t\cdot\sin(\omega t-\phi)\\&=VI\cos\phi-VI\cos(2\omega t-\phi)[W]\end{aligned} \quad (5\cdot107)$$

（注）$\omega t=\alpha$, $(\omega t-\phi)=\beta$ と置くと，
$\sin\alpha\sin\beta=1/2\{\cos(\alpha-\beta)-\cos(\alpha+\beta)\}$ が得られる．

で求められる．上式は瞬時電力 e を表わし，第1項の $\cos\phi$ は時間に無関係な

量であり，ある一定の値をもつ．第2項の $VI\cos(2\omega t - \phi)$ は，最大値が VI で2倍の周波数で変化する正弦波を表わしている．第2項の1周期を平均すると0になる．したがって，交流の平均電力 $P[\text{W}]$ は

$$P = VI\cos\phi = I^2 \cdot R [\text{W}] \tag{5·108}$$

で表わされる．この電力 P が交流回路の消費電力であり，有効電力または単に交流電力と呼ばれている．

5·4·2 力率

(5·104) 式の ϕ は，回路のインピーダンス角である．抵抗 R だけの回路では，電圧と電流が同相であるため電力は $VI\cos 0 = VI$ となり，直流回路と同様になる．しかし，L や C の回路では ϕ が 0 ではなくなり，$\cos\phi$ 倍の電力が消費される．この $\cos\phi$ を力率といい，数値（0～1）または百分率（0～100%）で表わされる．抵抗 $R[\Omega]$，インピーダンス $Z[\Omega]$ とすると，力率 $\cos\phi$ は次のように表わされる．

$$\cos\phi = \frac{R}{Z} \tag{5·109}$$

5·4·3 皮相電力

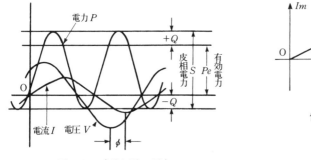

図5·24 交流回路の電力

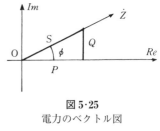

図5·25
電力のベクトル図

(5·104) 式の V と I の積は見かけの電力であり，これを皮相電力 S で表わす．単位にはボルトアンペア [VA] を用いる．

$$S = VI [\text{VA}] \tag{5·110}$$

図 5·25 において，Q の成分を無効電力といい，単位はバール [Var] を用いる．無効電力 Q は皮相電力 S から求める．

$$Q = VI \cos \phi = I^2 \cdot X [\text{Var}] \left(無効率 = \sin \phi = \frac{X}{Z} \right) \tag{5·111}$$

皮相電力 S，有効電力 P，無効電力 Q の間には次の関係がある．

$$S = \sqrt{P^2 + Q^2} \tag{5·112}$$

【例題 5-14】 $R = 8 [\Omega]$，$X_L = 6 [\Omega]$ の直列回路に $100 [\text{V}]$ の交流電圧を加えたとき，この回路の有効電力 P および力率を求めよ．

【解】 $Z = \sqrt{R^2 + X_L{}^2} = \sqrt{8^2 + 6^2} = 10 [\Omega]$

$I = \dfrac{V}{Z} = \dfrac{100}{10} = 10 [\text{A}]$

$P = VI \cos \phi = 100 \times 10 \times \dfrac{8}{10} = 800 [\text{W}]$

$(P = VI \cos \phi = I^2 IR = 10^2 \times 8 = 800 [\text{W}])$

力率 $= \cos \theta = \dfrac{R}{Z} = \dfrac{8}{10} = 0.8$

練習問題 10 ある回路において，有効電力 $30 [\text{W}]$，無効電力 $40 [\text{Var}]$ のとき，この回路の力率を求めよ．

5·5 変圧器

変圧器は，交流電圧を昇圧したり，降圧したりする装置で，一次コイルと二次コイルの巻数比で出力電圧を変えることができる．

図 5·26 のように，一次コイルの巻数 N_1，二次コイルの巻数 N_2 の変圧器一次コイルに $V_1 [\text{V}]$ の交流電圧を加え，二次コイルに負荷を接続した．一次，二次の電圧比と，コイルの巻数比 a の関係は

$$\frac{V_1}{V_2} = \frac{N_1}{N_2} = a \tag{5·113}$$

となる.つまり,電圧比と巻数比は等しいことになる.また,一次,二次の電圧と電流の関係は

$$V_1 \cdot I_1 = V_2 \cdot I_2 \tag{5·114}$$

となる.したがって

$$\frac{I_1}{I_2} = \frac{V_2}{V_1} = \frac{N_2}{N_1} = \frac{1}{a} \tag{5·115}$$

（巻数比：a）

となる.一次電流と二次電流との比は巻数比に逆比例する.

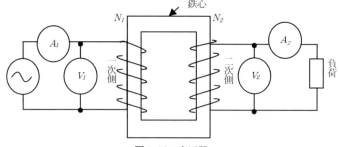

図 5·26　変圧器

【例題 5-15】 ある変圧器の一次コイルと二次コイルの巻き数の比は,$N_1:N_2=1:100$ である.この変圧器の二次コイルに 1[MΩ] の負荷を接続し,一次コイルに 100[V] の交流電圧を加えたとき,二次コイル端子の電圧と二次コイルの電流を求めよ.

【解】 電圧はコイルの巻数と比例するから,二次側の電圧 V_2 は

$$V_2 = \frac{N_2}{N_1} V_1 = \frac{100}{1} \times 100 = 10000 [\text{V}]$$

オームの法則より,二次電流 I_2 は

$$I_2 = \frac{V_2}{R} = \frac{10000}{10^6} = 0.01 [\text{A}]$$

5·6 整流方式

交流を直流に変換することを**"整流"**という．整流するには整流器が必要であり，二極真空管やシリコン(Si)ダイオード，ゲルマニウム(Ge)ダイオードなどが使用されている．

整流回路には二極真空管を使った自己整流回路，単相整流回路（半波・全波・ブリッジ全波），三相整流回路（6ピーク，12ピーク），倍電圧（コンデンサ）整流回路などがある．

5·6·1 整流波形の定義
(1) 脈動率 (γ)，リプル百分率

波形の波打ち状態を表すことばで，値が大きいほど変動が大きい波となる．言い換えれば，整流波形中に含まれる交流成分を表している．

脈動率　$\gamma = \dfrac{I_a}{I_d} \times 100\ [\%]$　　(5·116)

　　I_a：交流電流の実効値
　　I_d：直流分電流

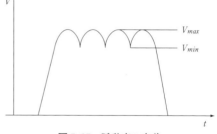

図 5·27　脈動率の定義

別の表現をすれば，図 5·27 より

脈動率　$\gamma = \dfrac{V_{\max} - V_{\min}}{V_{\max}} \times 100\ [\%]$　　　　　　　　　　　　(5·117)

　　$V_{\max}$：電圧最大値
　　$V_{\min}$：電圧最低値

(2) 電圧変動率 (V_r)

出力端子側の電圧が変動する割合をいう．

　　電圧変動率　$V_r = \dfrac{V_0 - V_L}{V_L} \times 100\ [\%]$　　　　　　　　　　　(5·118)

第5章　交流回路

V_0：無負荷時電圧

V_L：負荷時電圧

(3) 整流効率（η）

整流回路での交流入力電力と直流出力電力の比をいう．

$$\text{整流効率}\quad \eta = \frac{P_d}{P_a} \times 100 \ [\%] \tag{5・119}$$

P_d：直流出力電力

P_a：交流入力電力

(4) 一般的な整流回路の種類と自己整流回路

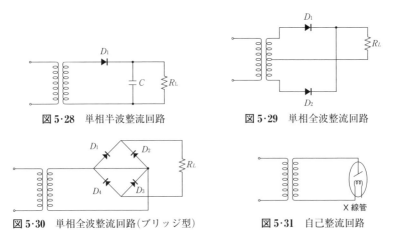

図 5・28　単相半波整流回路　　　図 5・29　単相全波整流回路

図 5・30　単相全波整流回路(ブリッジ型)　　　図 5・31　自己整流回路

図 5・28 の単相半波整流回路のコンデンサ C は，ダイオード D_1 で整流された波形を平滑にするために挿入されている．

図 5・29 はダイオードを 2 個用いて単相全波整流波形を作る回路で，変圧器の中間にタップを設けて二次側の出力電力を得るタイプである．図 5・30 の単相全波整流回路は，整流器を 4 個使用してブリッジ結線し，変圧器を中間点で分けずに出力を得るタイプである．

図 5・31 は整流回路の特殊形で，X 線管自体が整流器の役割を兼ねている．

5·6 整流方式

5·6·2　X 線装置の整流回路

　X 線管より X 線を発生させるためには，直流の高電圧が必要となる．実際のX 線高電圧発生装置では，商用電源から直流高電圧を作りだすのに，X 線管そのものが持つ整流作用を生かした自己整流，ダイオードを利用した単相半波整流，単相全波整流，三相全波整流などの各方式がある．しかし，これらの方式では商用周波数での変圧器が大きくなり，小型軽量化が図れないために，現在ではブリッジ・インバータを用いたインバータ式 X 線高電圧発生装置が多用されている．

（1）　自己整流・半波整流回路

　自己整流回路は X 線管自体の整流作用を利用したもので，X 線管の陽極側が正の電位になったときにのみ X 線が発生する装置である（図5·32）．フィラメント先点火方式とフィラメント同時点火方式がある．また，単相半波整流回路（図5·33）では自己整流回路の二次側回路に 1 個または 2 個の整流器を挿入することにより，X 線管に印加される逆耐電圧の負荷を軽減した半波整流回路もある．高電圧側の二次側整流波形は自己整流波形と同じである．

（a）　自己整流・半波整流回路の特徴

①陽極が陰極に対して正となる半周期にのみ管電流が流れて X 線が発生する．X 線の発生効率は劣る．

②順方向電圧では，電源や装置のインピーダンスにより管電流の増加に比例して管電圧が低下する．逆方向電圧では，無負荷の高電圧が直接 X 線管に加わるが，管電流が増加すると管電圧は低下するため逆方向電圧との差が大きくなる．

③管電流が正の半周期にのみ流れるため，変圧器の鉄心は偏磁化され，大きな偏磁化電流が流れる．

④フィラメント加熱回路は先点火方式と同時点火方式がある．同時点火方式では X 線の発生が 0.1〜0.15 秒程度遅れる．

⑤主に歯科用 X 線装置や移動形 X 線装置に利用されている．

第5章 交流回路

(2) 自己整流・単相半波整流回路の種類

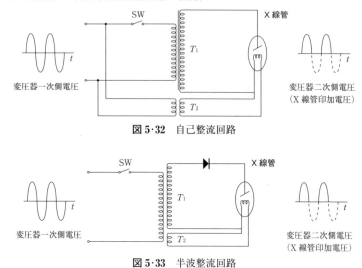

図 5·32　自己整流回路

図 5·33　半波整流回路

(3) 単相全波整流回路

この回路では，スイッチが閉じられることで高電圧変圧器の一次側に商用交

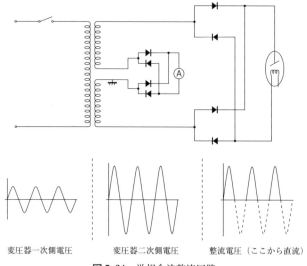

図 5·34　単相全波整流回路

流電圧が印加され変圧器の一次側コイルに電流が流れ始める．二次側コイルにはこの電流を妨げる方向に誘起起電力が発生し，変圧器の巻線比に応じた交流電圧が発生する．

　X線管からX線を発生させるためには直流高電圧が必要であるので"整流"する必要がある．そこで，図5・34の回路内にはダイオードが4個（$D_1 \sim D_4$）挿入されている．また，この回路内には，変圧器の中性点に電流計が挿入されている．この中性点には交流が流れるため，4個の整流器が必要となる．

　図5・35の回路図下の波形は，電源から高電圧変圧器の一次側に入力された電圧が二次側で昇圧され，さらに整流器で直流に整流された波形の変化を示す．

（a）単相全波整流回路の特徴

①交流波形の正と負の両方の波形をX線出力に利用している．したがって，一周期に2個のピークが出現する．

②整流器4個をブリッジ結線した全波整流回路で，グレッツ結線回路ともいう．

③主変圧器の一次側，二次側，中性点には交流電流が流れる．

（4）インバータ式回路

　インバータとは，直流（Direct current）を交流（Alternative current）に変換する回路である．交流電源を整流した後，ブリッジ・インバータ回路で高周波の交流方形波を作り，高周波変圧器で昇圧した後に整流し，平滑化するのが方形波形インバータ回路（図5・35(a)）である．さらに，方形波では高周波ノイズが大きくなることや変圧器効率が良くないため，共振回路を用いて波形を滑らかにしたものを整流し平滑化する方式に改善された．この共振形インバータ方式（図5・35(b)，図5・40）では，高周波化によるリプル百分率の低減，リプルフィルタの小型化，変圧器の小型化，スイッチング電源による高電圧の可変化等が可能である．

（a）インバータ式X線装置の特徴

①単相電源でリプル百分率の少ない定電圧波形のX線出力が得られる．

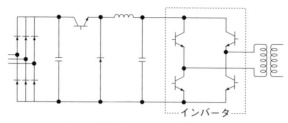

(a) 方形波形インバータ装置

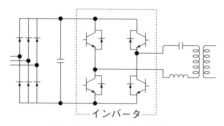

(b) 共振形インバータ装置

図 5·35　方形波形と共振形のインバータの位置

② 周波数を高くすることにより高電圧発生器を小型化できる．
③ X 線の実効エネルギーが高く，短時間撮影が可能．
④ 電圧と電流にフィードバック制御回路を使用しているので，管電圧・管電流の再現性がよい．
⑤ 管電圧の立ち上がり，立ち下り特性がよい．
⑥ 大電力をスイッチングするため，不要な電磁エネルギーの発生によりノイズが発生しやすい．

(b) インバータの動作原理

この回路では，半導体制御素子トランジスタ（Tr_1〜Tr_4）を，図 5·36 のようにスイッチ（S_1〜S_4）として以下の条件で動作させている．
①　S_1 と S_3，S_2 と S_4 が常に同じスイッチング状態となる．
②　S_1 と S_3 がオンのときは，S_2 と S_4 はオフ状態を保つ．

5・6 整流方式

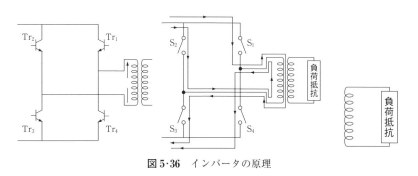

図 5・36 インバータの原理

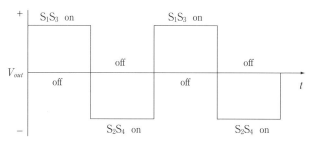

図 5・37 インバータ出力電圧

③ S_1 と S_3 がオフのときは，S_2 と S_4 はオン状態を保つ．

この動作を交互に繰り返すことにより，GND に対する出力 V_{out} の電圧波形は図 5・37 のように方形波の交流波形となり，高電圧変圧器の二次側には巻線比 $a(=n_2/n_1)$ に比例した交流電圧が発生する．図 5・36 中の，スイッチング素子（Tr_1〜Tr_4）にはトランジスタの他にサイリスタ，GTO，IGBT などが使用されている．

(c) 方形波形インバータ

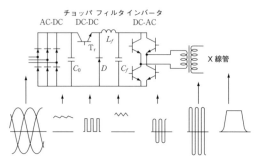

図5・38 方形波形インバータ装置と各回路での出力波形

① AC−DC コンバータ：AC−DC converter

商用交流電源を整流・平滑する回路で，整流にはダイオードを使用している．平滑化用コンデンサ C_0 には大容量電界コンデンサが使用され，整流後の脈流を平滑化する．

☞ 平滑化コンデンサ

整流後の電圧波形から脈動を除去し波形を平滑化する回路（低周波域通過フィルタ）で，C と L の π 型（T 型）回路．コンデンサは電圧の変化を妨げるので並列に，コイルは電流の変化を妨げるので回路に直列に挿入する．

② DC−DC コンバータ

主変圧器に供給する一次電圧の調整を行うパルス変調回路で，チョッパから出力される方形波パルスをフィルタで平滑化することにより，直流電圧 V_{out} を出力する．

ここで直流出力電圧 V_{out} は

$$V_\text{out} \fallingdotseq \frac{1 \text{パルスの時間}}{1 \text{周期の時間}} \times \text{整流入力電力} \ V_{in}$$

$$V_{out} = \frac{1}{T} \int_{t_0}^{t_1} V_{in} \cdot dt = \frac{T_{on}}{T} \cdot V_{in} \ [\text{V}] \tag{5・120}$$

$\dfrac{T_{on}}{T}$: デューティー比

5・6 整流方式

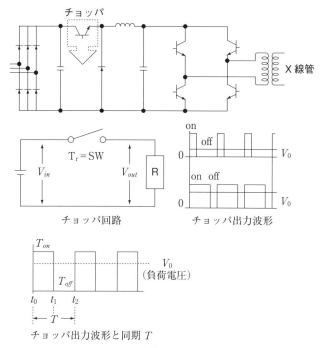

図 5・39 チョッパ等価回路と出力波形

となり，チョッパのパルス幅を変えることにより直流一次電圧 V_{out} の調整を行う．チョッパ周波数が高いほどフィルタ出力電圧 V_{out} は直流波形に近づく．

☞ ダイオードを挿入する理由

還流ダイオードで，S が OFF になれば L のエネルギー放出で循環電流がダイオードを流れる．L が大きいほど負荷電流は平滑化される．

③ **方形波（非共振形）インバータ**

フィルタで平均化された直流電圧はフルブリッジ形のインバータに供給され，波高値 V_1 の方形波交流に変換される．この出力電圧が高電圧変圧器に加えられ，二次側には変圧器の巻線比に比例した方形波交流電圧が発生する．

(d) **共振形インバータ**

直流出力電圧がインバータに加えられる．このインバータは，主変圧器一次コイル（L）とコンデンサ（C）との直列共振を形成し $2\pi f_0 L = 1/2\pi f_0 C$ で共振する．共振周波数は $1/2\pi\sqrt{LC}$ で，このとき出力が最大となる．周波数を変化させることで管電流を調整し，その結果，管電圧を調整している．

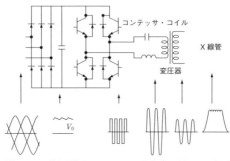

図 5・40 共振形インバータ回路と各回路での波形

① **AC−DC コンバータ**

三相または単相商用交流電源をダイオード，またはサイリスタで整流後，コンデンサ C_0 により平滑化する．装置出力の大小に応じて，サイリスタの位相角制御により直流電圧 V_0 の調整を行う装置もある．

② **共振形インバータ**

AC−DC コンバータの出力電圧 V_0 は共振形インバータに加えられる．このインバータは直列共振型と呼ばれ，高電圧変圧器の一次巻線に対して共振コンデンサとコイルが直列に接続されている．また，それぞれの半導体制御素子 $Tr_1 \sim Tr_4$ には逆並列にダイオード $D_1 \sim D_4$ が接続されている．これらのダイオードはフライホイールダイオードとよばれ，共振現象により発生した逆方向の電流を電源側に回生させる働きをする．

《直列共振現象》

インダクタンス L，コンデンサ C および負荷抵抗 R に正弦波交流電源 V を接続した直列共振回路を示す（図 5・41）．直列共振回路のインピーダンス Z は

$$\dot{Z} = R + j\omega L + \frac{1}{j\omega C} = R + j\omega L + \frac{1 \times j}{j\omega C \times j} = R + j\left(\omega L - \frac{1}{\omega C}\right) \quad (5 \cdot 121)$$

5·6 整流方式

ここで，(5·121) 式の虚数 (j) 部分を 0 ($j\omega L=1/j\omega C$) とおき，このときの周波数を $\omega=\omega_0$ とすれば

$$\omega_0 L = \frac{1}{\omega_0 C} \quad \therefore \quad \omega_0^2 = \frac{1}{LC} \quad \omega_0 = \frac{1}{\sqrt{LC}} \tag{5·122}$$

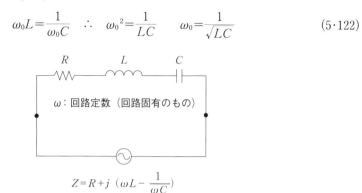

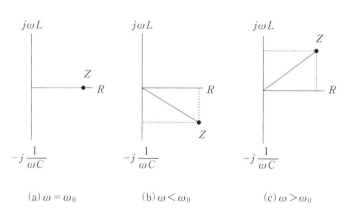

図5·41　RLC直列共振回路のインピーダンス

回路周波数が ω_0 のとき，$Z=R$ となり，インピーダンス Z は最小となり R のみを考えればよい（流れる電流は最大となる）．

このときの，ω_0 を共振周波数という．周波数 f [Hz] で表すと，

$$f = \frac{\omega_0}{2\pi} = \frac{1}{2\pi\sqrt{LC}} \text{ [Hz]} \tag{5·123}$$

となる．

共振周波数は f_R で回路固有の定数である.

$$f_R = \frac{1}{2\pi\sqrt{L_r \cdot C_r}} \tag{5・124}$$

また，インバータ駆動周波数 f_D は人為的に操作できる．

$$Z = \sqrt{R^2 + (2\pi f_D L - \frac{1}{2\pi f_D C})^2} \tag{5・125}$$

インバータ駆動周波数 f_D を回路の共振周波数 f_R と同じにすると，$Z=R$ となり最大電流が負荷抵抗に流れる．その結果，インバータユニットの出力電圧が全て負荷抵抗に印加され，最大電力が供給される．また，$f_D < f_R$ のとき，f_D がより小さいほど Z は大きくなり，負荷抵抗を流れる電流（管電流）は小さくなり，印加電圧（管電圧）も低くなる．

$$f_R = \frac{1}{2\pi\sqrt{L_r \cdot C_r}} \quad \Rightarrow \quad (f_R = f_D) \tag{5・126}$$

(e) フィードバック制御（自動制御）

制御対象の状態を検出部で検出し，この値を目標値と比較して**偏差（ずれ）**があれば，これを補正して一致させるような訂正動作を連続的に行う制御方式．

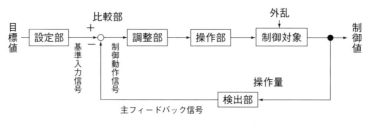

図 5・42　フィードバック制御系

PID 制御

P：Proportional（比例）　　I：Integral（積分）　　D：Differential（微分）

(f) インバータ変圧器で発生する誘起起電力

高電圧変圧器の起電力 e は理論的に

$$e = k \cdot f \cdot B \cdot A \cdot n [\mathrm{V}] \qquad (5\cdot127)$$

k：定数　f：周波数　B：磁束密度　A：鉄芯の断面積　n：巻数

に比例する．この式より，周波数を高くすると誘起起電力も高くなる．

① 同一起電力であれば，周波数を増やすと鉄芯やコイルの巻数を減らし小型化できる．
② 鉄芯には高周波で鉄損の少ないアモルファス合金（鉄・シリコン・ボロン）を使用．
③ 管電圧の制御は，高周波交流の周波数制御やパルス幅制御，位相差制御などの電気的方法により行われる．方形波方式と共振形方式がある．
④ 高電圧側回路に分圧器を内蔵し，実測した管電圧によりフィードバック制御を行っているため管電圧前示方式と比べて，精度や再現性が優れる．
⑤ 回診用小型装置から据置型まで用途は広い．

(g) 高電圧ケーブルと管電圧リプル百分率

高電圧ケーブルの静電容量を 250pF/m とし，1極のケーブルの長さを 16m とするとその合成静電容量 C は，

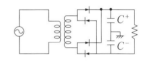

図 5·43　高電圧ケーブル等価回路

$$C = \frac{C^+ \cdot C^-}{C^+ + C^-} \qquad (5\cdot128)$$

$$= \frac{(250 \times 16)^+ \times (250 \times 16)^-}{(250 \times 16)^+ + (250 \times 16)^-}$$

により，約 2000pF となる．

また，X 線管を単純抵抗 R_X と考えると等価的に全波整流平滑回路とみなすことができる．管電圧リプル百分率は電源周波数により大きく変化し，インバータ周波数が高いほど管電圧波形のリプル百分率を低減できる．

(5) コンデンサ倍電圧回路（グライナッヘル回路）

高電圧の発生方法としてコンデンサに一旦充電し，その電圧を X 線管に印加して X 線を発生させている．この放電方式には高電圧印加方式や，充電終了と同時にフィラメントを点火するフィラメント点火方式があるが，現在では三極 X 線管を使用し格子（グリッド）に －2000V 前後の負電圧を加え，撮影

第5章　交流回路

時に格子電圧を変化させることによりX線を放射する格子制御方式が使用されている．このとき，X線管に常に高電圧が印加されているため，陰極からの熱電子が格子電極を超えて陽極に流れることによりX線が発生することがある．このX線を暗流X線という．

（a）コンデンサ式X線装置の特徴

① X線管には三極X線管が使用され，撮影時間は管電圧の波尾切断により制御される．
② 電源事情が悪い場所での撮影に適する．
③ 電源電圧の変動は充電時間には影響を与えるが，定格出力には関係しない．
④ 最大管電流はX線管の許容負荷によって制限される．
⑤ 管電圧は撮影時間の経過とともに低下し，mAs値とX線出力とは比例しない．
⑥ 断層撮影や連続撮影には適さない．
⑦ 暗流X線が発生するのでX線防護が必要である．

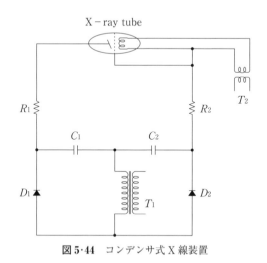

図5·44 コンデンサ式X線装置

5·6　整流方式

(b) コンデンサ

図5·45のように，2つの誘電体（空気も含む）を隔てて対向させたものをコンデンサといい，この導体間に電圧 V[V] を加えた場合，図のように正電荷 $+Q$，負電荷 $-Q$ が現れるとき $C=Q/V$[F] をコンデンサ容量という．単位は [F]：ファラド．

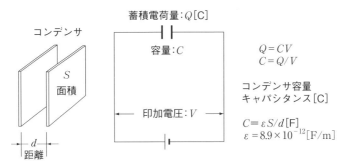

図5·45　コンデンサ容量の定義

① コンデンサ式X線装置の充電電気量
$$Q=CV \tag{5·129}$$

② コンデンサ式X線装置の放電電気量
$$\mathrm{mAs}=C(V_1-V_2) \tag{5·130}$$

　　V_1：充電電圧　　V_2：波尾切断電圧　　C：コンデンサ容量

③ コンデンサ装置のmAsと，管電圧の関係．
$$Q\,[\mathrm{mAs}] = C\,[\mu\mathrm{F}] \times (V_1-V_2)\,[\mathrm{kV}] \tag{5·131}$$

④ キャパシタンスの電圧と電流の関係式．
$$I=\frac{V}{Z}=\frac{V}{\dfrac{1}{j\omega C}}=V \cdot j\omega C \tag{5·132}$$

　　ω：角速度（$\omega=2\pi f$）　　j：位相を90°進める複素記号

直流では $\omega \Rightarrow 0$ のため $I \Rightarrow 0$ となり，直流電流は通さないという性質も含まれている．したがって，(5·132)式は交流・直流を含めて成立する．すなわち，直流は交流の特殊形（周波数が0）という考えが成り立つ式である．

(c) コンデンサ式 X 線装置（RC 直列回路）の過渡現象

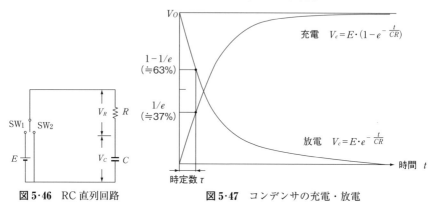

図5・46　RC 直列回路　　　図5・47　コンデンサの充電・放電

図 5・46 の回路より，V_R と V_C は

$$V_R = R\,i, \quad V_C = \frac{1}{C}\int i \cdot dt$$

となる．

この回路では，$V = V_R + V_C$ の関係があるので，

$$V = R i + \frac{1}{C}\int i \cdot dt \tag{5・133}$$

(5・133) 式の両辺を，時間 t で微分する．

$$R\frac{di}{dt} + \frac{1}{C}\cdot i = 0 \quad \text{より} \quad R\frac{di}{dt} = -\frac{1}{C}\cdot i$$

$$\frac{1}{i}\cdot\frac{di}{dt} = -\frac{1}{CR} \tag{5・134}$$

(5・134) 式の両辺を，時間 t で積分する．

$$\int \frac{1}{i}\cdot\frac{di}{dt}\cdot dt = \int\left(-\frac{1}{CR}\right)\cdot dt$$

$$\int \frac{1}{i}\cdot di = -\frac{1}{CR}\int 1 \cdot dt$$

$$\log_e i = -\frac{1}{CR}\cdot t + A \qquad A：積分定数$$

$$\therefore \quad i = e^{-\frac{1}{CR} \cdot t + A}$$

$$i = e^{A} \cdot e^{-\frac{1}{CR} \cdot t} \tag{5·135}$$

(d) 初期条件 e^A を求める

A は積分定数で未知数なので，この値について求める．

$t=0$ における電流は $i_{t=0} = \dfrac{E}{R'}$ これは既知の値なので代入し，

$$i = \frac{V}{R} \cdot e^{-\frac{1}{CR} \cdot t} \tag{5·136}$$

となる．

☞ CR は時定数で，放電は 37% に減少，充電は 63% に回復する時間となる．また，時定数とは回路固有の定数で，回路の立ち上がりの速さを表す用語である．

(e) 時定数（$\tau = CR$）を求める

$V_0 = E_0$，$V_c = E$ として式を立てる．

$$E = E_0 \cdot e^{-\frac{t}{CR}} \tag{5·137}$$

(5·135) 式より時（$\tau = CR$）を求める．

$$E = E_0 e^{-t/CR}$$

より $E/E_0 = 1/e^{t/CR}$

$$\therefore \quad \frac{E_0}{E} = e^{t/CR}$$

両辺の対数をとり

$$\log_e \frac{E_0}{E} = \log_e e^{t/CR} = \frac{t}{CR}$$

$$\therefore \quad t = CR \times \log_e \frac{E_0}{E} \quad \cdots \tag{5·138}$$

(f) 波尾切断

コンデンサ式 X 線装置は，コンデンサに蓄えられた電荷を一度に放電する形式で，等価回路で表すと図 5·48 のようになり，このときの放電電圧曲線は図 5·49 のようになる．つまり，スイッチ SW を閉じたとき充電されていた電

第 5 章　交流回路

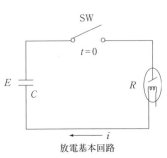
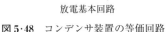

図 5・48　コンデンサ装置の等価回路

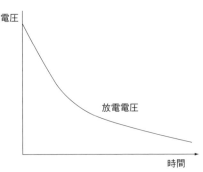

図 5・49　コンデンサの放電グラフ

圧 E_0 は時間とともに指数関数的に減少し，経過時間 t 秒後には

$$E = E_0 \cdot e^{-\frac{t}{CR}} \tag{5・139}$$

E_0：放電前電圧　E：t 秒経過後の電圧　R：抵抗（X 線管）　C：コンデンサ容量

となる．

また，この式から放電時間（照射時間）t は

$$t = CR \cdot \log_e \frac{E_0}{E} \tag{5・140}$$

となる．

　ここで問題となるのは，一定電圧以下で発生する透過力の弱い軟 X 線は，X 線写真の濃度には寄与しないため余分な被ばくをカットする必要がある．

　ある一定電圧以下の電圧をカットすることを波尾切断といい，mAs カット方式，kV カット方式，フォトタイマー切断などが使用されている．

　(g) コッククロフト・ワルトン回路

　コンデンサ方式の装置において，整流器とコンデンサを組み合わせた図 5・56 のような，コッククロフト・ワルトン回路により，さらに直流の高電圧を得ることができる．

　この装置は，放射線治療用の X 線高電圧発生装置で利用されている．

①図 5・50 は変圧器出力電圧の最大値 E_m の 6 倍に昇圧する回路で，6 個のコンデンサと 6 個の整流器がそれぞれ絶縁して支えられている．

5・6 整流方式

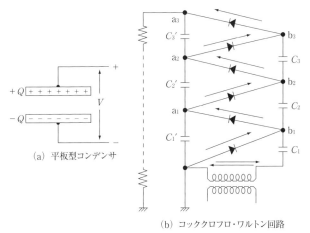

(a) 平板型コンデンサ

(b) コッククロフロ・ワルトン回路

図 5・50　コッククロフト・ワルトン回路

② 電源変圧器の正周期と負周期で，それぞれのコンデンサが整流器を介して充電され任意の高電圧が得られる．
③ 正の周期のとき C_1 に E_m が充電され b_1 の電位は E_m になる．
④ 電源電圧の極性が反転して負周期になると，電源電圧の最大値 E_m とコンデンサ C_1 に充電された E_m との和の $2E_m$ が C_1' に充電され a_1 の電位は $2E_m$ になる．
⑤ 以下，同様に C_2〜C_3' まで次々に充電し a_3 の電位は最大の $6E_m$ となる．
⑥ この方式の各コンデンサの絶縁は $2E_m$，各整流器も $2E_m$ に耐えればよい．

|練習問題 11|　ある整流回路での直流出力電圧が 350V，リプル電圧（実効値）が 10.5V であった．この回路のリプル百分率は何％か．

|練習問題 12|　無負荷時の出力電圧が 7V，負荷時の出力電圧が 6V であるとき，電圧変動率はいくらか．

|練習問題 13|　無負荷時の電圧が 400V で，電圧変動率が 5％のブリッジ形整流回路がある．この回路の全負荷電圧はいくらか．

|練習問題 14|　図 5・29 で示した回路に，実効値 200V の交流入力電圧を加えた

第 5 章 交流回路

ら，直流出力電圧の最大値が 272V になった．整流器の電圧降下の最大値は何
V か.

練習問題 15 容量 0.5μF のコンデンサ式 X 線装置において充電電圧 90kV で
15mAs 放出したときの波尾切断電圧を求めなさい.

練習問題 16 図 5·46 で示した回路において，抵抗 $R=100$kΩ，静電容量
$C=10\mu$F のときの時定数を求めよ.

練習問題 17 自己整流回路，単相半波整流回路，単相全波整流回路の整流器
の数と整流後の波形を答えなさい.

章末問題

1. $L=0.1$[H] のコイルと，$C=60$[μF] のコンデンサを直列に接続し，これ
   に 100[V]，50[Hz] の交流電圧を加えたとき，回路の合成リアクタンスと
   電流を求めよ.

2. $R=6$[Ω] とコイルの直列回路に 100[V]，50[Hz] の交流電圧を加えたと
   き，10[A] の電流が流れた．コイルのインダクタンスを求めよ.

3. R−L−C 直列回路において，$L=20$[mH] のとき，$f_r=10$[kHz] に共振
   させるコンデンサ C の値を求めよ.

4. 抵抗 $R=10$[Ω]，インダクタンス $L=2$[mH]，静電容量 $C=5$[μF] を直列
   に接続した回路に正弦波電圧 100[V] を加えたとき，回路の電流が最大と
   なる周波数，および，このときの R，L，C の各両端の電圧を求めよ.

5. $R=40$[Ω]，$X_L=50$[Ω]，$X_c=20$[Ω] の直列回路に，50[Hz]，200[V] を
   加えたときの力率 λ と有効電力 P を求めよ.

◆練習問題の解答◆

1. 平均値 $V_a=\dfrac{2}{\pi}V_m=\dfrac{2}{\pi}\times 141.4=0.637\times 141.4 \fallingdotseq 90.1$[V]

   実効値 $V=\dfrac{V_m}{\sqrt{2}}=\dfrac{141.4}{1.414}=100$[V]

2. $\left(\omega t+\dfrac{\pi}{3}\right)-\left(\omega t-\dfrac{\pi}{6}\right)=\dfrac{\pi}{3}+\dfrac{\pi}{6}=\dfrac{2\pi}{6}+\dfrac{\pi}{6}=\dfrac{3\pi}{6}=\dfrac{\pi}{2}$

練習問題の解答

I_1 は I_2 より $\dfrac{\pi}{2}$ [rad] 位相が進んでいる.

3. $I = \dfrac{V}{R} = \dfrac{200}{12.5} = 16[\mathrm{A}]$

4. $X_L = 2\pi f L = 2\pi \times 50 \times 0.05 = 15.7[\Omega]$

   $I = \dfrac{V}{X_L} = \dfrac{150}{15.7} \fallingdotseq 9.55[\mathrm{A}]$

5. $X_c = \dfrac{1}{2\pi f C} = \dfrac{1}{2\pi \times 50 \times 2 \times 10^{-6}} = 1592.36[\Omega]$

   $I = \dfrac{V}{X_c} = \dfrac{100}{\dfrac{1}{2\pi \times 50 \times 2 \times 10^{-6}}} = 100 \times 2\pi \times 50 \times 2 \times 10^{-6}$

   $\qquad\qquad\qquad = 0.0628[\mathrm{A}]$

   $\qquad\qquad\qquad = 62.8[\mathrm{mA}]$

6. $Z = \sqrt{R^2 + X_L{}^2} = \sqrt{24^2 + 32^2} = \sqrt{1600} = 40[\Omega]$

   $I = \dfrac{V}{Z} = \dfrac{100}{40} = 2.5[\mathrm{A}]$

7. $Z = \sqrt{R^2 + X_c{}^2} = \sqrt{3^2 + 4^2} = \sqrt{25} = 5[\Omega]$

   $I = \dfrac{V}{Z} = \dfrac{10}{5} = 2[\mathrm{A}]$

8. $Z = \dfrac{V}{I} = \dfrac{100}{10} = 10[\Omega]$

   $Z = \sqrt{R^2 + (X_L - X_c)^2}$ より

   $R = \sqrt{Z^2 - (X_L - X_c)^2}$

   $\quad = \sqrt{10^2 - (25 - 17)^2}$

   $\quad = 6[\Omega]$

9. $I_R = \dfrac{V}{R} = \dfrac{100}{10} = 10[\mathrm{A}]$

   $X_L = \omega L = 2\pi f L = 2\pi \times 50 \times 0.0159 \fallingdotseq 5[\Omega]$

   $X_c = \dfrac{1}{\omega C} = \dfrac{1}{2\pi f C} = \dfrac{1}{2\pi \times 50 \times 318 \times 10^{-6}} \fallingdotseq 10[\Omega]$

131

第 5 章　交流回路

$$I_L = \frac{V}{X_L} = \frac{100}{5} = 20 \,[\mathrm{A}]$$

$$I_C = \frac{V}{X_C} = \frac{100}{10} = 10 \,[\mathrm{A}]$$

$$I = \sqrt{I_R{}^2 + (I_L - I_C)^2}$$

$$\quad = \sqrt{10^2 + (20 - 10)^2}$$

$$\quad = 10\sqrt{2}$$

$$\quad \fallingdotseq 14.1\,[\mathrm{A}]$$

10. $S = \sqrt{P^2 + Q^2} = \sqrt{30^2 + 40^2} = 50\,[\mathrm{VA}]$

　　力率 $\cos\phi = \dfrac{VI\cos\phi}{VI} = \dfrac{P}{S} = \dfrac{30}{50} = 0.6$

11. リプル百分率の定義式 (5·116), (5·117) より

$$\gamma = \frac{E_a}{E_d} \times 100 = \frac{10.5}{350} \times 100 = 3\,\%$$

12. 電圧変動率の定義式 (5·118) より

$$V_r = \frac{V_0 - V_L}{V_L} \times 100 = \frac{7 - 6}{6} \times 100 = 16.7\,\%$$

13. 電圧変動率の式を変形して，全負荷電圧を求める．

$$V_L = \frac{100 \cdot V_0}{V_r + 100} = \frac{100 \times 400}{105} \fallingdotseq 381\,[\mathrm{V}]$$

14. 最初に入力電圧は実効値なので最大値に直す．その値を，直流出力電圧の最大値から引く．

$$200 \times \sqrt{2} - 272 = 10\,[\mathrm{V}]$$

15. コンデンサ X 線装置での放電電荷量 $Q\,[\mathrm{C}]$ を求める式 (5·131) より

　　$Q\,[\mathrm{mAs}] = C\,[\mu\mathrm{F}] \times (V_1 - V_2)\,[\mathrm{kV}]$　より　$15 = 0.5(90 - V_2)$

　　$\therefore\quad V_2 = 60\,[\mathrm{kV}]$

16. 時定数 τ は抵抗 R とコンデンサ C との積なので，

$$\tau = R \times C = 100 \times 10^3 \times 10 \times 10^{-6} = 1000 \times 10^{-3} = 1\,[\mathrm{s}]$$

17. 自己整流回路は真空管（X 線管）自体が整流器の役割を果たしているの

章末問題の解答

で，整流器は使用していない．単相半波整流回路では1個，または2個，単相全波整流（ブリッジ結線）回路では4個使用されている．整流波形は，図5・51のとおりとなる．

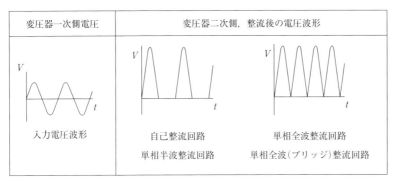

図5・51　各種整流方式での出力波形

◇章末問題の解答◇

1. $X_L = 2\pi f L = 2\pi \times 50 \times 0.1 \fallingdotseq 31.4 [\Omega]$

    $X_C = \dfrac{1}{2\pi f C} = \dfrac{1}{2\pi \times 50 \times 60 \times 10^{-6}} \fallingdotseq 53.1 [\Omega]$

    $X = |X_L - X_C| = |31.4 - 53.1| = 21.7 [\Omega]$

2. $Z = \dfrac{V}{I} = \dfrac{100}{10} = 10 [\Omega]$

    $Z = \sqrt{R^2 + X_L{}^2}$ より

    $X_L = \sqrt{Z^2 - R^2} = \sqrt{10^2 - 6^2} = 8 [\Omega]$

    $X_L = 2\pi f L$ より

    $L = \dfrac{X_L}{2\pi f} = \dfrac{8}{2\pi \times 50} \fallingdotseq 0.0255 [\text{H}]$

    $= 25.5 [\text{mH}]$

3. $X_L = X_C$ より

    $2\pi f L = \dfrac{1}{2\pi f}$

第5章　交流回路

$4\pi^2 f^2 LC = 1$

$$C = \frac{1}{4\pi^2 f^2 L} = \frac{1}{4\pi^2 \times (10 \times 10^3)^2 \times 20 \times 10^{-3}}$$

$$= 0.012677 \times 10^{-6} \, [\text{F}]$$

$$\fallingdotseq 0.0127 \, [\mu\text{F}]$$

4. 回路の電流が最大になることは, 直列共振のことである.

$$f_r = \frac{1}{2\pi\sqrt{LC}} \quad \text{より}$$

$$f_r = \frac{1}{2\pi\sqrt{2 \times 10^{-3} \times 5 \times 10^{-6}}}$$

$$\fallingdotseq 0.1592 \times 10^4$$

$$\fallingdotseq 1592 [\text{Hz}]$$

$$X_L = 2\pi fL = 2 \times 3.14 \times 1592 \times 2 \times 10^{-3}$$

$$\fallingdotseq 20 [\Omega]$$

$$I = \frac{V}{R} = \frac{100}{10} = 10 [\text{A}]$$

$$V_R \cdot I = R \cdot I = 10 \times 10 = 100 [\text{V}] = V \quad (共振であるから)$$

$$V_L = V_C = X_L \cdot I = 20 \times 10 = 200 [\text{V}]$$

5. $Z = \sqrt{R^2 + (X_L - X_c)^2}$

$$= \sqrt{40^2 + (50 - 30)^2}$$

$$= 50 [\Omega]$$

$$I = \frac{V}{Z} = \frac{200}{50} = 4 \quad [\text{A}]$$

$$\lambda = \cos\theta = \frac{R}{Z} = \frac{40}{50} = 0.8$$

$$P = VI\cos\theta = 200 \times 4 \times 0.8$$

$$= 640 [\text{W}]$$

第6章　過渡現象

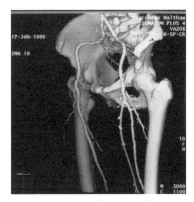

大腿骨と血管　3次元像

第6章 過渡現象

6·1 CR 回路の応答

コイルやコンデンサの含まれた回路では，電流を流したときや，電流を切る瞬間には，定常状態になるまでいろいろな現象が見られる．これを過渡現象という．

6·1·1 コンデンサの充電

図 6·1 の回路において，回路のスイッチ S を入れてから時間 t[s] 経過したとし，そのときに回路に流れる電流を I[A] とする．

電源の電圧 E[V] とし，抵抗，コンデンサ両端の電圧をそれぞれ V_R[V]，V_C[V] とする．そして，コンデンサに蓄えられる電荷を q[C] とすると，電流，電圧，電荷はすべて時間によって変化するから，これらは時間 t の関数である．しかし，電源の電圧は時間に関係なく一定である．コンデンサに電荷 q[C] が蓄えられているときの，回路の各部の電圧は

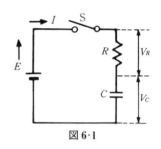

図 6·1

$$V_R = RI, \qquad V_C = \frac{q}{C}$$

電源電圧は，V_R と V_C の和に等しいから

$$E = RI + \frac{q}{C} \qquad (E = V_R + V_C)$$

である．

ところで $I = \dfrac{dq}{dt}$ であるから

$$R\frac{dq}{dt} + \frac{q}{C} = E \tag{6·1}$$

となる．

初期条件を $t=0$ で $q=0$ として，この方程式を解くと

$$\therefore q = CE\left(1 - e^{-\frac{1}{RC}t}\right) \tag{6·2}$$

6·1 CR 回路の応答

となる．したがって，$I = \dfrac{dq}{dt}$ により

$$\therefore I = \frac{E}{R} e^{-\frac{1}{RC}t} \tag{6·3}$$

となる．また

$$V_R = RI = E e^{-\frac{1}{RC}t} \tag{6·4}$$

$$V_C = E - V_R = E - E e^{-\frac{1}{RC}t}$$

$$= E\left(1 - e^{-\frac{1}{RC}t}\right) \tag{6·5}$$

となる．

スイッチ S を閉じて，回路に電圧を加えてから，ある時間たって定常状態に達したあとは，回路の電流 I, V_R, V_C は

$$I = 0, \quad V_R = 0, \quad V_C = E[\mathrm{V}] \tag{6·6}$$

となる．しかし，スイッチを閉じた瞬時には，コンデンサを充電するために電源から大きな電流が流れる．このときは，コンデンサの両端の電圧は 0 であるから，電源電圧 E は，そのまま抵抗の両端に加わることになる．したがって，このときの電流 I, 電圧 V_R, V_C は

$$I = \frac{E}{R}[\mathrm{A}], \quad V_R = E[\mathrm{V}], \quad V_C = 0 \tag{6·7}$$

である．

このあと，コンデンサが充電されるにつれて，V_C は上昇し，これにつれて，I および V_R は減少し，ついには (6·6) 式の状態に落ち着くようになる．すなわち，$R-C$ 直列回路に直流電圧を加えると，電流および各部の電圧は $t = 0$ における状態，すなわち (6·7) 式の状態からある時間後 (6·6) 式の定常状態になる．

【例題 6-1】 図 6·1 の回路で，$R = 1[\mathrm{M}\Omega]$, $C = 10[\mu\mathrm{F}]$, $E = 1[\mathrm{V}]$ のとき，スイッチを入れてから，10[s] 後のコンデンサの両端の電圧は何 V になるか．

【解】 $\dfrac{1}{RC}t = \dfrac{1}{1 \times 10^6 \times 10 \times 10^{-6}} \times 10 = 1$

$$V_C = E\left(1 - e^{-\frac{1}{RC}t}\right)$$

137

$$=E(1-e^{-1})$$
$$=1\times(1-0.368)$$
$$=1\times 0.632$$
$$=0.632[\mathrm{V}]$$

6・1・2　時定数

$R-C$ 直列回路において，電圧を加えた後のコンデンサ電荷の時間的変化は

$$q=CE\left(1-e^{-\frac{1}{RC}t}\right)[\mathrm{C}] \qquad (6\cdot 8)$$

である．これを図に表わすと，図 6・2 のような曲線になる．コンデンサの電荷は，抵抗とコンデンサの静電容量との積 RC に等しい時間後に定常値である $CE[\mathrm{C}]$ の 63.2[%] になる．そこで，

$$RC=T \qquad (6\cdot 9)$$

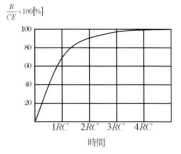

図 6・2　R-C 直列回路のコンデンサの電荷の変化

とし，これを時定数といい，過渡現象の速さの目安とする．過渡状態においては，電圧，電流などの値が増大したり減少したりする場合があるが，それらの変化が 63.2[%] になるまでの時間が時定数である．また，$t=5T$ すなわち，時定数の 5 倍の時間が経過したとき，99.3[%] に達することになる．時定数 T の単位は [s] となる．

【例題 6-2】　図 6・1 の回路で $R=10[\mathrm{k}\Omega]$，$C=10[\mu\mathrm{F}]$ のとき，時定数はいくらになるか．

【解】　$T=RC=10\times 10^3\times 10\times 10^{-6}$
　　　　　　$=0.1[\mathrm{s}]$

6・1・3　コンデンサの放電

図 6・3 の回路でスイッチ S を a 側に入れ，コンデンサを十分充電してから S を b 側に切り換えると，コンデンサに蓄えられた電荷は抵抗 R を通じて放電

され，放電電力 i が流れる．この閉回路中には
起電力はないので

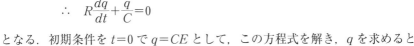

図 6·3

$$v_R + v_C = 0 \tag{6·10}$$

となる．したがって

$$Ri + \frac{1}{C}\int i\,dt = 0$$

$$\therefore\ R\frac{dq}{dt} + \frac{q}{C} = 0$$

となる．初期条件を $t=0$ で $q=CE$ として，この方程式を解き，q を求めると

$$q = CEe^{-\frac{1}{RC}t} \tag{6·11}$$

となる．この関係から放電電流 i を求めると $i = \dfrac{dq}{dt}$ から

$$i = \frac{E}{R}e^{-\frac{1}{RC}t} \tag{6·12}$$

となる．電流が負であるのは，コンデンサの充電電流を正としたからで，放電電流は負となる．また，抵抗の両端の電圧 v_R は

$$v_R = Ri = -Ee^{-\frac{1}{RC}t} \tag{6·13}$$

となり，コンデンサの両端の電圧 v_C は (6·10) 式から

$$v_C = -v_R = Ee^{-\frac{1}{RC}t} \tag{6·14}$$

となる．時定数は充電の場合と同じ $T = RC [\mathrm{s}]$ となる．

したがって，$t = RC [\mathrm{s}]$ において，$i_1,\ v_R,\ v_C$ はそれぞれ，$t=0$ の値の 36.8[%] になる．

【例題 6-3】 図 6·3 の回路において，$E=100[\mathrm{V}]$，$R=100[\mathrm{k}\Omega]$，$C=100[\mu\mathrm{F}]$ のとき，次の問に答えなさい．

(1) 回路の時定数はいくらか．

(2) スイッチを b に切り換えてから 10[s] 後の電流とコンデンサの電圧はいくらか．

【解】 (1) $T = RC = 100 \times 10^3 \times 100 \times 10^{-6} = 10[\mathrm{s}]$

(2) $i = -\dfrac{E}{R}e^{-\frac{1}{RC}t} = \dfrac{100}{100 \times 10^3}e^{-\frac{1}{10} \times 10}$

139

第 6 章　過渡現象

$$= -\frac{100}{100 \times 10^3} \times 0.368$$

$$= -3.68 \times 10^{-4}[\mathrm{A}]$$

$$v_C = Ee^{-\frac{1}{RC}t} = 100 \times e^{-1} \fallingdotseq 36.8[\mathrm{V}]$$

章末問題

1. 図 6・1 の回路において $E=100[\mathrm{V}]$，$R=20[\mathrm{k}\Omega]$，$C=5[\mu\mathrm{F}]$ のとき，スイッチを入れてから $20[\mathrm{s}]$ 後のコンデンサの両端の電圧は何 V か.

2. 図 6・3 の回路において $E=100[\mathrm{V}]$，$R=20[\mathrm{k}\Omega]$，$C=5[\mu\mathrm{F}]$ のとき，スイッチを b に切り換えてから $10[\mathrm{s}]$ 後のコンデンサの両端の電圧は何 V か.

◇章末問題の解答◇

1.
$$V_C = E\left(1 - e^{-\frac{1}{RC}t}\right)$$

$$= 100(1 - 0.819)$$

$$\fallingdotseq 18.1[\mathrm{V}]$$

$$\frac{1}{RC}t = \frac{1}{20 \times 10^6 \times 5 \times 10^{-6}} \times 20$$

$$= 0.2$$

$$e^{-0.2} \fallingdotseq 0.819$$

2.
$$V_C = Ee^{-\frac{1}{RC}t}$$

$$= 100e^{-1}$$

$$= 100 \times 0.368$$

$$= 36.8[\mathrm{V}]$$

$$\frac{1}{RC}t = \frac{1}{200 \times 10^3 \times 50 \times 10^{-6}} \times 10$$

$$= 1$$

$$e^{-1} \fallingdotseq 0.368$$

第7章　電磁気現象と生体

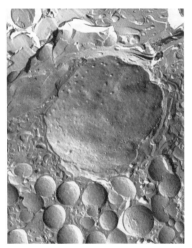

膵臓のチモーゲン顆粒
と核膜孔×10000

第7章　電磁気現象と生体

7·1　生体の物質的な構成

　生体である人体は約 30 種類の元素から構成されている．その構成比は水が約 60% を占め，タンパク質，脂肪，炭水化物などからなる．1 個体は，原子→ 分子・DNA→ 細 →組織・器官（臓器）→ 個体という階層構造をもって成立しており，電磁気現象による影響は各々の階層の持つ性質と深く関わっている．

　細胞は細胞膜とその内面の基底層に覆われており，その中に細胞内小器官として核，ミトコンドリア，リソソーム，ゴルジ体，小胞体，中心体などが細胞内液と共に包含されている．細胞の集合体が組織であり，多くの組織が結合組織によってつながって上皮，筋，神経，骨などを構成する．この中で，筋や神経などは興奮性組織といわれており，細胞自身が能動的に収縮したり，電気的信号を発したりする．細胞外部は，電解質である細胞外液として血液や間質液などで満たされている．いわゆる放射線は電磁波の一種であるが，本章では医用工学的な視点から考え，電気的・電磁気的現象の細胞組織レベルとの相互作用に絞ってとりあげる．

7·2　生体の電気的性質

7·2·1　受動的性質
物質の電気的性質は

$$導電率\ \sigma[\text{S/cm}] = 抵抗率\ \rho[\Omega\cdot\text{cm}]\ の逆数（電流の流れやすさ）$$
$$誘電率\ \varepsilon[\text{F/m}]（電界中の絶縁体の分極の大きさ）$$
$$透磁率\ \mu[\text{H/m}]（電磁気的作用の大きさ）$$

などで表現される．ただ，生体は透磁率が真空中とほぼ同じであるため，非磁性体と考えることができる．また，これらの値は組織の種類や与える周波数に依存する．また，導電率は含水量に影響し，低周波の場合はオームの法則に従う．実際に周波数を考慮した場合，組織の構造を電気的等価回路として扱う

142

7・2 生体の電気的性質

必要がある．細胞膜は絶縁性をもつ薄膜であり，電解質である細胞内液と細胞外液は導体である．従って，コンデンサと抵抗が並列接続されたものが細胞であり，その細胞が直並列接続されたものが組織の等価回路と考えられる．（図7・1）この容量成分が周波数に対する依存性に寄与するものと考えられるのである．つまり，約1kHz以下の低周波電流は細胞内に流れ込まずに細胞外液を通り，高周波電流は細胞内部を通過しやすい．（図7・2）

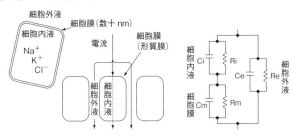

細胞膜：電気抵抗　500〜10kΩ/cm²
　　　　静電容量　約1μF/cm²，約10μF/cm²（筋細胞）

	導電率 [mS/cm²]	比誘電率
細胞内液	3〜30	50〜80
細胞外液	10〜50	70

図7・1　生体組織の電気的性質と等価回路
臨床検査学講座　医用工学概論（医歯薬出版株式会社）、2005
ME の基礎知識と安全管理（南江堂）、1996

	導電率 σ [mS/cm]				比誘電率 ε_s			
周波数	100Hz	10kHz	10MHz	10GHz	100Hz	10kHz	10MHz	10GHz
骨格筋	1.1	1.3	5	10		6×10^4	1×10^2	50
脂肪	0.1	0.3	0.5	1	106	2×10^4	4×10	6
肝臓	1.2	1.5	4	10		6×10^4	2×10^2	50
血液	5	5	20	20		1×10^4	1×10^2	50

Schwan,H.P.:Advances in Biological and Medical Physics, 1957 より

図7・2　生体組織の電気的性質

第7章　電磁気現象と生体

【例題7-1】　電撃であるマクロショックとミクロショックについて説明しなさい．また，各許容漏れ電流値はいくらか．

【解】　マクロショックは，心電図検査のように体表面に接着した電極などによって電流が皮膚面から流入し，体内を通過して皮膚から流出する感電．ミクロショックは，体内に挿入したカテーテルや電極からの漏れ電流が体組織へ流入し，心臓を経て電流が流れる感電のこと．許容漏れ電流値は，マクロショック（100μA），ミクロショック（10μA）である．

7·2·2　能動的性質

生体の大部分はNa^+，Cl^-，K^+などのイオン水溶液で構成されている．筋や神経などの興奮性細胞の細胞膜はこれらイオンの選択的透過性によって電気的な現象が観測される．細胞内電位は有機陰電荷の電気的な効果によって通常約 -60mV〜-0.1V（静止電位）程度に保たれており，K^+の流出を防いでいる（分極）．一方，Na^+イオンは細胞外に多く，閾値（約1mA/cm²）を超える刺激が与えられるとNa^+の細胞内部への透過性が一時的に増大し，脱分極して細胞内電位が1ミリ秒程度約 $+40$mV に上昇する．この短時間の後，再分極して元の状態に戻る．この一連の電位変動を活動電位といい，神経細胞などの特定の経路に沿って信号が伝達されて情報を伝える手段となる．

7·2·3　電撃

電撃とはいわゆる感電のことであり，人体が電気回路と接触することで体内に電流が流れることをいう．その電流が生体内の興奮性細胞に刺激を与えるこ

電流値	人体への影響
1mA	感じる程度（最小感知電流）
5mA	手から手，また足に許容できる最大電流（最大許容電流）
10〜20mA	持続した筋肉収縮（離脱電流）
50mA	痛み，気絶，激しい疲労，人体構造損傷の可能性，心臓・呼吸器系の興奮
100mA〜3A	心室細動の発生，呼吸中枢は正常を維持
6A 以上	心筋の持続した収縮，一時的呼吸麻痺，火傷など

商用交流 50/60Hz，1秒間通電した場合
（表の電流値は，女子の場合は 2/3、小児は 1/2 となる）

図7·3　マクロショックの人体への影響（成年男子）

144

とで，人体へ様々な影響を及ぼす．電流が皮膚面から流入し，体内を通過して皮膚より流出する場合をマクロショックという．（図7·3）また，体内に挿入したカテーテルなどの装置を通した漏れ電流が体組織に流入し，心臓を経て体外へ流出する場合をミクロショックという．

(1) マクロショック

人が感じることができるマクロショック電流を最小感知電流（1mA）といい，それを超えると，人体反応が出てくる．感電の原因となる導体から自力で離脱できる限界となる離脱電流値を超えると生命の危険が生じる．特に心室細動の閾値である100mAを超えると心停止を起こす．通常マクロショックで想定している体内経路の抵抗値（約1kΩ）を前提とした場合，商用電圧の100Vで感電した場合に相当する．成人男子の場合，最小感知電流の1/10である100μA以下を医用機器に許される許容漏れ電流値としている．

(2) ミクロショック

体内に挿入した装置からの漏れ電流により発生するミクロショックは，マクロショックよりも局所的な電流となるため危険性が高い．組織の電気抵抗は皮膚よりも低く，電流が流れやすい．心室細動の閾値は100μA程度と推定されており，装置の安全基準としての許容値はその1/10である10μA以下としている．

7·3 生体の電磁気に対する性質

電磁気現象が生体に及ぼす影響は十分に解明されているとはいえない．時間的変動の無い静磁界と電磁波（変動磁界）の生体に関する作用をとりあげる．

磁界Hの単位は[A/m]であり，磁束密度Bは[Wb/m^2]もしくは[T（テスラ）]である（1[T]＝10000[G（ガウス）]）．磁界Hと磁束密度Bとの間には，

$$B＝\mu H \qquad \mu：透磁率 [H/m]$$

の関係がある．透磁率μは磁気に対する透過性を表しており，各物質の磁

気に対する特性は，真空中の透磁率 $\mu_0=4\pi\times10^{-7}$[H/m] との比である比透磁率 μ_r で表す（$\mu_r=\mu/\mu_0$）．鉄などの強磁性体では，比透磁率 μ_r は 1000〜10000 程度の大きい値をもつ．

7・3・1　静的磁界の影響

静磁場の代表は，地球上の生命体に常に作用している 1[G] 程度の地磁気がある．一方，MRI（核磁気共鳴画像装置）では 0.5〜3[T] 程度の静磁場中で人体の検査が行われる．いずれの場合も，明確な生体に対する反応は認められていない．ただ，微視的にみると原子核の持つ磁気モーメント（スピン）の回転運動（ラーモアの歳差運動）に作用し，MRI 撮像原理の根本となる物理現象を引き起こす．（図 7・4）

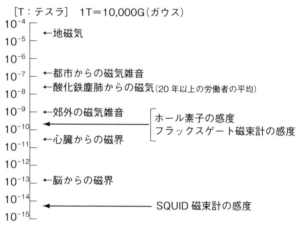

図 7・4 環境と生体の磁界強度
臨床検査学講座　医用工学概論（医歯薬出版株式会社）、2005

7・3・2　電磁波に対する性質

電磁波は電界と磁界との時間的変化が空間的に伝搬していく現象である．変動する磁場に起因する電磁誘導によって生じるうず電流は，生体内にも同様に

7·3　生体の電磁気に対する性質

発生する．100kHz 未満の低周波の場合，0.1[T] 程度の磁場強度で細胞に電気的興奮が発生し，心室細動，期外収縮，神経系への影響を誘発する可能性が生じる．一方，100kHz を超える高周波の場合，主として温熱作用として作用し，熱に弱い組織や器官へ影響を及ぼす．この熱の吸収は，単位体重当りの吸収電力 SAR(Specific Absorption Rate)[W/kg] で評価される．安全上の閾値は約 4[W/kg] と想定されるが，10 倍の安全率を考慮して，

全身 SAR：0.4[W/kg]

局所 SAR：8　[W/kg]（模擬生体による実験結果による）

を安全基準と定めている．MRI の場合の上限は，全身 SAR 1.5[W/kg]，頭部 SAR3.0[W/kg] となっている．

　電磁波の波長と生体部位とのサイズが合致し共振現象が発生するとエネルギー吸収が顕著になる．電磁波の吸収，反射，干渉などによって，一部分が局所的に加熱されてしまう部位をホットスポットといい，その場所を予測することは困難である．

7·3·3　生体から発生する磁界

　体内では興奮性細胞による活動電位などの電気的現象が生じている．従って，この生体内の微小な電流が引き起こす電磁誘導によって，極めて微弱な磁界の発生が常に起きている．例として，脳磁図，心磁図，筋磁図などの測定が可能となっており，細胞・神経レベルの活動状態を調べることができる．これら磁場強度の計測には，コイルによる磁束計の他，超電導によるジョセフソン素子を使った SQUID(Superconducting Quantum Interference Device) が超微弱磁場の測定に応用されている．

【例題 7-2】　SAR[W/kg] について説明し，その許容値を述べよ．

【解】　電磁波による単位体重当りの吸収電力のこと．高周波電磁波の場合，温熱作用として体組織に影響し，安全上の閾値は約 4(W/kg) である．従って，全身 SAR では 10 倍の安全係数を見込み，0.4(W/kg) と定めている．MRI の場合，全身 SAR 1.5(W/kg)，頭部 SAR 3.0(W/kg) としている．

第7章　電磁気現象と生体

章末問題

1. 体組織の導電率は印加電源の周波数に対してどのような依存性を示すか.

2. 神経伝達に関し，細胞の活動電位について説明しなさい.

◇章末問題の解答◇

1. 細胞・組織は，コンデンサと抵抗とを直並列接続した等価回路で表現できる．従って，周波数が高くなるに従い，導電率は上昇する．低周波になると細胞内ではなく，細胞外液を通過しやすくなる.

2. 本文参照のこと.

第8章　半導体の性質と応用

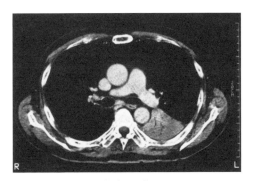

単純CT像

第8章 半導体の性質と応用

8·1 基本的性質

半導体とは抵抗率が常温で $10^{-4}[\Omega m] \sim 10^6[\Omega m]$ ぐらいの間にある物質で，絶縁物と導体の中間という意味である．一般には，温度の上昇に伴って，電気抵抗が小さくなる負性抵抗を示す．代表的な元素として，けい素(Si)，ゲルマニウム(Ge)，セレン(Se)などがある．

半導体は，次のように分類できる．

半導体 { 真性半導体 / 不純物半導体 { n形半導体 / p型半導体 }}

8·1·1 真性半導体

半導体は，わずかな不純物の影響が電気的に強くあらわれる大変敏感な材料である．けい素やゲルマニウムの結晶は，99.999999999[%]のように9が11個も並ぶような純度（イレブンナインの純度）にまで精製されている．このような半導体を真性半導体という．

図8·1に4個の価電子の共有結合によって結晶しているシリコンの構造を示す．この結晶に熱，光，電界などを加えると，これらのエネルギーによって価電子は原子核の束縛を離れて自由電子になる．価電子がぬけたあとは，正の電荷をもった孔，すなわち正孔（ホール）が生じたと考えられる．この価電子または正孔が移動することにより，電流の流れが生じる．したがって，電子は負の電荷を，正孔は正の電荷を運ぶと考え，ともにキャリアと呼ばれる．

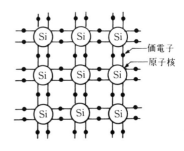

図8·1 けい素の原子と単結晶

8·1·2 n形半導体

けい素やゲルマニウムは第4価の原子であり，これにひ素(As)，アンチモン(Sb)など第5価の元素を不純物としてごく少量混ぜると図8·2に示すように価電子が1個はみ出してしまう．この電子は原子核に束縛される力が弱いため，わずかなエネルギーで半導体の結晶中を自由に動き回る自由電子となる．このときの不純物をドナーという．n形半導体では負電荷（電子）がキャリアとなって電流を運ぶ．

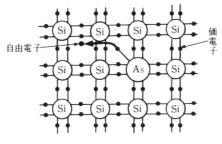

図8·2 n形半導体

8·1·3 p形半導体

第4価の半導体にガリウム(Ga)，インジウム(In)，ほう素(B)など第3価の元素を不純物としてごく少量混ぜると，図8·3に示すように共有結合の価電子が1個不足する．ここに近くの価電子が移動すると，残された場所に正孔が生じる．これが連続的に発生し，正孔の移動が生じる．このときの不純物をアクセプタという．p形半導体では正電荷（正孔）がキャリアとなって電流を運ぶ．

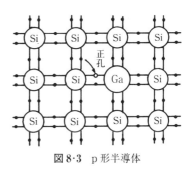

図8·3 p形半導体

8·1·4 pn接合ダイオード

p形半導体とn形半導体の2つの半導体を接合したものをpn接合ダイオー

第8章　半導体の性質と応用

ドという．図8・4に示すようにp形側に正，n形側に負の電圧を加えると，正孔と電子はそれぞれ接合面をこえて他の領域に移動し，電子または正孔と再結合して消滅する．しかし，電源が接続されている限り電界は加わり，外部から電子と正孔が補給され続けるので電流は常に流れ続ける．このように，電流の流れやすい方向を順方向といい，加えた電圧を順方向電圧という．

図8・5に示すように，p形側に負，n形側に正の電圧を加えると，正孔は負の端子のほうへ，電子は正の端子のほうへ寄ってしまい，電流は流れない．このとき，接合面付近には電子も正孔も存在しない空乏層が生じる．このように電流の流れにくい方向を逆方向といい，加えた電圧を逆方向電圧という．したがって，pn接合ダイオードには，片方向にのみ電流を流す働き，すなわち整流作用がある．図8・6に記号と特性を示す．

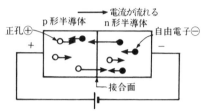

図8・4　順方向電圧

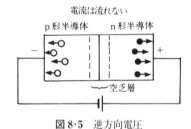

図8・5　逆方向電圧

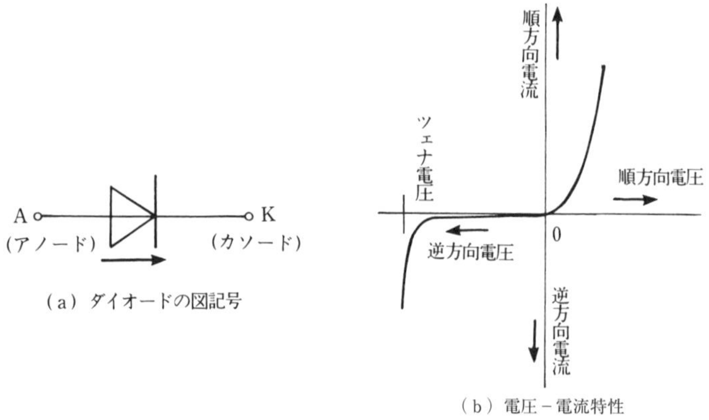

（a）ダイオードの図記号

（b）電圧－電流特性

図8・6　pn接合ダイオードの特性

152

8·2 各種素子の特徴と用途

8·2·1 定電圧ダイオード

pn接合ダイオードの逆方向電圧を増加すると，図8·6に示すようにある電圧の値で逆方向電流が流れるようになる．この現象を降伏現象といい，このときの電圧を降伏電圧という．定電圧ダイオードはツェナーダイオードとも呼ばれる．図8·7にツェナー電圧の異なる定電圧ダイオードの特性を示す．ツェナー電圧は不純物濃度が大きくなるにしたがって低下する．ツェナー現象の領域での電力損失は V_R と I_R の積で求められ，焼損しないための電力損失が決められている．定電圧ダイオードは，電源電圧を一定にするための定電圧素子として使用される．

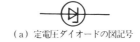

(a) 定電圧ダイオードの図記号

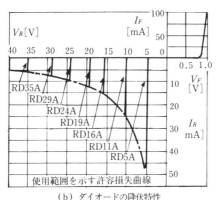

(b) ダイオードの降伏特性

図8·7 定電圧ダイオードの図記号と降伏特性

【例題 8-1】 図8·7の逆方向電流 I_R の最大値を結ぶ点線は，電力損失が一定になる線である．I_R の最大値は逆方向電圧 V_R とどのような関係にあるか．

【解】 許容電力の損失が一定であれば，V_R が大きいほど I_R の許容最大値は小

153

さくなる.

8・2・2 可変容量ダイオード

バラクタダイオードまたはバリキャップともよばれ，空乏層の接合容量が逆方向電圧によって変化する性質を利用したダイオードである（図8・8）．逆方向電圧を大きくすると空乏層の幅 d が広がり，$C=\dfrac{\varepsilon A}{d}$ より，静電容量 C は小さくなる.

これを利用して電圧による可変容量素子をつくることができる．受信器の自動周波数制御回路や FM 変調回路に使用される.

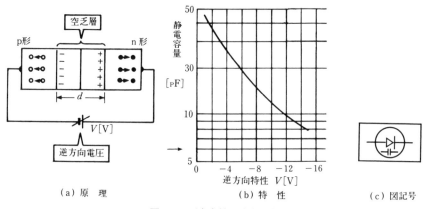

図8・8　可変容量ダイオード

8・2・3 エサキダイオード

またの名をトンネルダイオードという．普通のダイオードの100万倍以上（10^{18}～10^{20} 個/cm³）の不純物元素を入れたものである．図8・9に電圧―電流特性を示す．順方向電圧の低い領域では，電圧を増加すると電流が減少する負性抵抗特性があらわれる．このような特性をもつエサキダイオードは，スイッチング素子や超高周波の増幅や発振に使用される.

8·2　各種素子の特徴と用途

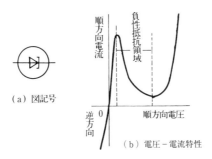

図 8·9　エサキダイオードの特性

8·2·4　サイリスタ

サイリスタはトリガパルスを加えることによってオン状態からオフ状態に，またはその逆に切り換わることのできるスイッチの働きをするもので，3個以上のpn接合からなる半導体素子の総称である．よく用いられるものの1つにシリコン制御整流素子(SCR)がある．構造は図8·10に示すように4層構造で，p_1, p_2, n_2に電極を取り付け，ゲートGでダイオード電流を制御する．

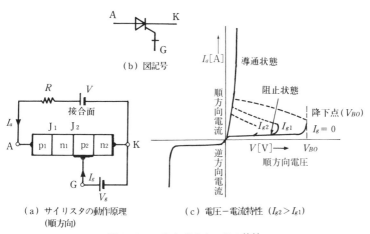

図 8·10　エサキダイオードの特性

第9章　電子回路

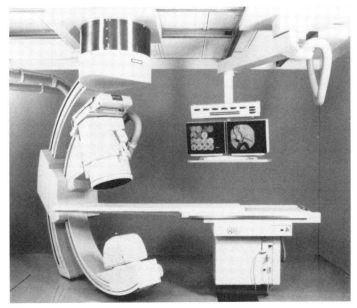

INTEGRIS C2000/V3000
アドバンスト デジタル イメージング システム
PHILIPS

第9章 電子回路

9・1 増幅回路

9・1・1 トランジスタ

トランジスタは1948年に点接触形が発明され，翌年接合形が発明された．接合形トランジスタの構造は図9・1に示すようにpnp形とnpn形の三層構造であり，中央の層は数十ミクロン以下の薄いベース領域である．各電極の名称は，エミッタ：E，ベース：B，コレクタ：Cと呼び，用途によりpnp形，npn形，低周波用，高周波用によって次のように区分けされる．

	高周波用	低周波用
pnp	2SA○○○	2SB○○○
npn	2SC○○○	2SD○○○

(1) トランジスタの動作原理

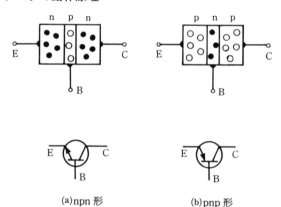

図9・1 トランジスタの構造と図記号

図9・2(a) のように，npn形トランジスタのコレクタ・ベース間に逆方向電圧E，C，Bを加える．多数キャリアの正孔と電子は各電極の方向に移動するため，外部回路には電流がほとんど流れず内部抵抗の値は大きくなる．次にエミッタベース間に順方向電圧E_{EB}を加える．エミッタ領域の電子はベースに移

動し,エミッタ電流I_Eとなる.ベース領域に移動した電子の一部(約1%)は正孔と結合する.残りの約99%は,ベース領域が極めて薄いために拡散によってコレクタ領域へ移動し,コレクタ電流I_Cとなる.ベース領域で正孔と結合した電子は,これを補うため電源から電子が補充される.これがベース電流I_Bとなる.(図9・2(b))

したがって,I_E, I_B, I_Cとの間には次の関係が成り立つ.

$$I_E = I_B + I_C \tag{9・1}$$

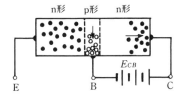

(a)コレクタ,ベース間電圧(逆方向電圧)

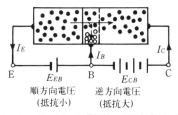

(b)エミッタ,ベース間電圧(順方向電圧)

図9・2 npn形トランジスタの動作原理

9・1・2 トランジスタの基本接続

トランジスタ回路は,エミッタ,ベース,コレクタのうち,どれを共通端子として大地に接地するか,接地形式によって,図9・3(a)(b)(c)の三種類の接続法がある.増幅する入力を直流電源に接続し,増幅した信号は出力側の負荷の両端から電圧信号として取り出す.回路のトランジスタに直流電圧をかけることをバイアス電圧(バイアス)をかけるという.また,図9・3(c)のコレク

159

第9章　電子回路

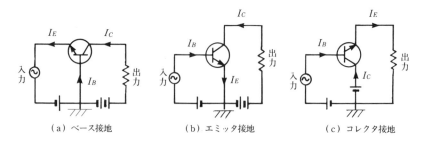

(a) ベース接地　　　(b) エミッタ接地　　　(c) コレクタ接地

図 9·3　トランジスタの基本接続

タ接地回路は電圧ホロワ，エミッタホロワなどと呼ばれることもある．

9·1·3　トランジスタの増幅作用

　トランジスタは，小さなベース電流（入力）で大きなコレクタ電流（出力）を制御することができる．図 9·4(a) のベース接地回路において，エミッタ・ベース間電圧 V_{BE} を少し変化させて I_E を ΔI_E だけ変化させると，この影響で I_C も ΔI_C だけ変化する．このとき ΔI_E, ΔI_C, ΔI_B は式の関係が成り立つ．
　ΔI_E と ΔI_C の比を α とすれば，

$$\alpha = \frac{\Delta I_C}{\Delta I_E} \tag{9·2}$$

となり，α をベース接地の電流増幅率または電流伝送率という．一般に α の値は 0.95～0.995 で常に 1 より小さな値をとる．
　図 9·4(b) のエミッタ接地回路では，ベース・エミッタ間電圧 V_{BE} を少し変化させて I_B を ΔI_B だけ変化させると，この影響で I_C, I_E も ΔI_C, ΔI_E だけ変化する．ΔI_B と ΔI_C の比を β とすれば，

$$\beta = \frac{\Delta I_C}{\Delta I_B} \tag{9·3}$$

となり，β をエミッタ接地の電流増幅率という．(9·1) 式を (9·2) 式に代入すると，

9·1　増幅回路

$$\beta = \frac{\Delta I_C}{\Delta I_B} = \frac{\Delta I_C}{\Delta I_E - \Delta I_C} = \frac{\dfrac{\Delta I_C}{\Delta I_E}}{1 - \dfrac{\Delta I_C}{\Delta I_E}} = \frac{\alpha}{1-\alpha} \tag{9·4}$$

となり，β を α で表わすことができる．仮に $\alpha=0.995$ とすれば，$\beta=199$ になる．このとこは，ベース電流（入力側）に微小な変化が生ずると，その199倍の変化がコレクタ電流（出力側）に現れることを意味する．

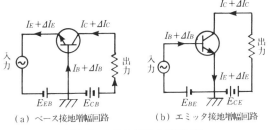

図 9·4　トランジスタ増幅回路

9·1·4　トランジスタの静特性

トランジスタを使用するとき，電極にどの程度の電圧を加えるとどの程度の電流が流れるかを知っておく必要がある．各端子間の直流電圧と電流の関係をグラフに表わしたものをトランジスタの静特性という．図 9·5(a) は npn 形トランジスタのエミッタ接地における静特性曲線の一例である．主に次の3つの特性が使われる．

1) $V_{BE} - I_B$ 特性

　　V_{CE} を一定に保ったときの V_{BE} と I_B の関係であり，入力特性ともいう．

2) $I_B - I_C$ 特性

　　V_{CE} を一定に保ったときの I_B と I_C の関係である．

3) $V_{CE} - I_C$ 特性

　　I_B を一定に保ったときの V_{CE} と I_C の関係であり，出力特性ともいう．

I_B が零のとき，わずかにコレクタ電流が流れる．これをコレクタ遮断電流 I_{CO} といい，トランジスタの良さを表わす1つの目安となる．I_{CO} は温度に大きく

依存する．回路を安定に動作させるには，I_{CO} が小さいほどよい．

【例題 9·1】 図 9·5(a) の点 a における直流電流増幅率はいくらか．

【解】 $\beta = \dfrac{\Delta I_C}{\Delta I_B} = \dfrac{3 \times 10^{-3}}{40 \times 10^{-6}} = 75$

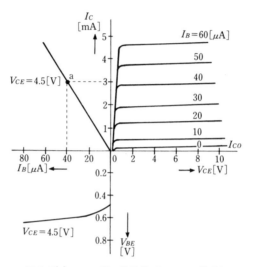

図 9·5(a)　npn 形の静特性（エミッタ接地）

9·1·5　接地形式による相違

トランジスタの接地形式には，図 9·3 で示した 3 つの方式がある．表 9·1 に各接地形式の特徴を示す．この表から分かるように，エミッタ接地は利得が大

表 9·1　トランジスタの接地形式の特徴

	エミッタ接地	ベース接地	コレクタ接地
入出力の位相	逆相	同相	同相
入力インピーダンス	中くらい	小さい	大きい
出力インピーダンス	中くらい	大きい	小さい
電流増幅度	大きい	1以下	大きい
電圧増幅度	大きい	大きい	1以下
高周波特性	悪い	よい	普通

きいため最もよく使用される．ベース接地は高周波特性にすぐれているので，高周波回路の接地方式として使用される．コレクタ接地は入力インピーダンスが大きく出力インピーダンスが小さいので，インピーダンス変換に使用される．

9・1・6　演算増幅器を用いた基本回路

オペアンプは利得が高く性能の優れた直流増幅器である．外部に抵抗やコンデンサを接続することによって，加減算，乗除算，微積分などの演算を行うことができるので，演算増幅器（オペレーショナルアンプリファイア：オペアンプ）とも呼ばれる．直流から高い周波数まで増幅することができるため，医療機器や通信・計測機器などに広く利用されている．

図9・5(b)に図記号を示す．増幅度がAのとき，プラス端子に$V_1[V]$，マイナス端子に$V_2[V]$の電圧を加えると，出力端子には$V_0=A(V_2-V_1)[V]$の電圧が出力される．

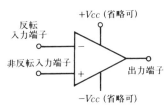

図9・5(b)　オペアンプの図記号

理想的なオペアンプは図9・6が示すように
1. 入力インピーダンスZ_iが無限大
2. 出力インピーダンスZ_oが零
3. 増幅度Aが無限大
4. 入出力特性の直線性がよい
5. 周波数帯域幅が広い
6. 内部雑音がない

第9章 電子回路

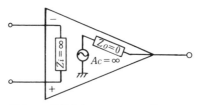

図 9·6 理想的なオペアンプの等価回路

などである.
　次に理想的なオペアンプを用いて，各種増幅回路の出力電圧を求める.
(1) 反転増幅回路
　図 9·7(a) のように入力電圧 v_i を Z_1 を通して反転入力端子に入力すると，出力電圧 v_o は極性が反対になって出てくる．増幅度 A は

$$A = \frac{v_o}{v_i} = -\frac{Z_2}{Z_1} \tag{9·5}$$

として，入力側のインピーダンス Z_1 に対する帰還インピーダンス Z_2 の比で与えられる．
　出力電圧 v_o は (9·5) 式から

$$v_o = -v_i \frac{Z_2}{Z_1} \tag{9·6}$$

で示される．

(2) 非反転増幅回路
　図 9·7(b) のように，入力電圧 v_i を非反転入力端子に入力すると，出力電圧 v_o は同じ極性の電圧が出力する．
　増幅度 A は

$$A = \frac{v_o}{v_i} = \frac{Z_1 + Z_2}{Z_1} \tag{9·7}$$

で与えられ，出力電圧 v_o は

$$v_o = v_i \frac{Z_1 + Z_2}{Z_1} \tag{9·8}$$

で示される．

9・1 増幅回路

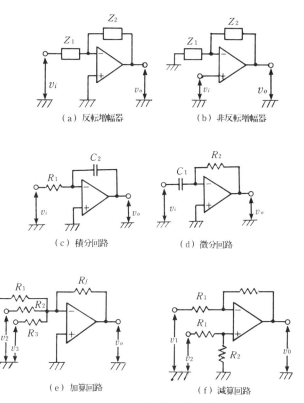

図 9・7　オペアンプ回路の基本回路

(3) 積分回路

図 9・7(c) では，入力電圧 v_i を時間について積分した値に比例した電圧 v_o が出力される．

$$v_o = -\frac{1}{C_2 R_1} \int v_i dt \tag{9・9}$$

(4) 微分回路

図 9・7(d) では，入力電圧 v_i を時間について微分した値に比例した電圧 v_o が出力される．

$$v_o = C_1 R_2 \frac{dv_i}{dt} \tag{9・10}$$

第9章　電子回路

(5) 加算回路

図 9·7(e) では，いくつかの入力電圧 v_1, v_2, v_3... にある係数を乗じたものの和が出力電圧 v_o として出てくる．

$$v_o = -\left(\frac{R_f}{R_1}v_1 + \frac{R_f}{R_2}v_2 + \frac{R_f}{R_3}v_3\right) \tag{9·11}$$

ただし，$R_1 = R_2 = R_3 = R_f$ のとき

$$v_o = -(v_1 + v_2 + v_3) \tag{9·12}$$

になる．

(6) 減算回路

図 9·7(f) では，2 つの入力電圧 v_1, v_2 の差にある係数を乗じたものが出力電圧 v_o として出てくる．

$$v_o = \frac{R_2}{R_1}(v_2 - v_1) \tag{9·13}$$

【例題 9-2】 図 9·7(a) の反転増幅器の入力に 10mV の正弦波交流を加えたときの電圧増幅度 A，出力電圧 v_o を求めよ．ただし，$Z_1 = 10\mathrm{k}\Omega$, $Z_2 = 200\mathrm{k}\Omega$ とする．

【解】 電圧増幅度 A は (9·5) 式より

$$A = \frac{Z_2}{Z_1} = \frac{200}{10} = 20$$

出力電圧 v_o は (9·6) 式より

$$v_o = -10 \times 10^{-3} \times 20 = -200[\mathrm{mV}]$$

【例題 9-3】 図 9·7(b) の非反転増幅器の入力に 10mV の正弦波交流を加えたときの電圧増幅度 A，出力電圧 v_o を求めよ．ただし，$Z_1 = 10\mathrm{k}\Omega$, $Z_2 = 200\mathrm{k}\Omega$ とする．

【解】 電圧増幅度 A は (9·7) 式より

$$A = \frac{10 + 200}{10} = 21$$

出力電圧 v_o は 9·8 式より

$$v_o = 10 \times 10^{-3} \times 21 = 210[\mathrm{mV}]$$

【例題 9-4】 図9·7(c)の積分回路の入力に10Vの直流電圧を1秒間だけ加えたときの出力電圧を求めよ．ただし，$R_1=10\mathrm{k}\Omega$，$C_2=100\mu\mathrm{F}$ とする．
【解】 (9·9)式より

$$v_o = -\frac{1}{100\times10^{-6}\times10\times10^3}\int v_i dt = -\int_0^1 10 dt = -10[\mathrm{V}]$$

9·2 フィルタ回路と応答特性

フィルタ回路とは，入力された電気信号のなかで必要な周波数帯域のみを取り出す回路であり，簡単なフィルタは抵抗(R)とコンデンサ(C)の組み合わせで構成されるパッシブフィルタと高機能，小型化を目的としてオペアンプを利用して作られたアクティブフィルタがある．周波数帯域に応じて低周波帯域を通過させる低周波帯域通過フィルタ（ローパスフィルタ；図9·8と図9·10），高周波帯域を通過させる高周波帯域通過フィルタ（ハイパスフィルタ；図9·9と図9·10），また中間周波数帯域を通過させる中間周波数帯域通過フィルタ（バンドパスフィルタ；図9·10）などがある．低周波帯域通過フィルタ

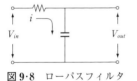
図9·8 ローパスフィルタ

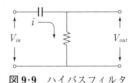
図9·9 ハイパスフィルタ

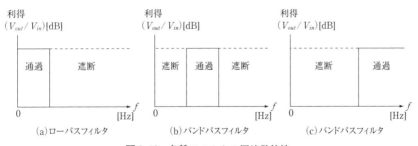
図9·10 各種フィルタの周波数特性

は**積分回路**，高周波帯域通過フィルタは**微分回路**として回路内で使用されている．ここでは代表的な低周波帯域通過フィルタと高周波帯域通過フィルタを記載する（微分回路，積分回路については 9・3 パルス回路を参照）．

9・2・1 応答特性

フィルタ回路の応答特性には**周波数特性**と**位相特性**がある．実際の回路では図 9・10 で示したように，ある特定の周波数で通過周波数と遮断周波数がきれいに分かれることはなく，図 9・11 のように指数関数的に変化する．

周波数特性は横軸に周波数，縦軸に利得（V_{out}/V_{in}）をとったグラフで，位

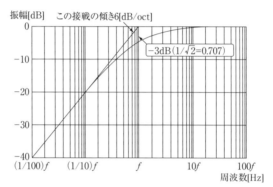

図 9・11　ハイパスフィルタの周波数特性

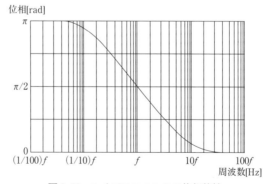

図 9・12　ハイパスフィルタの位相特性

相特性は横軸に周波数，縦軸に位相をとったグラフとなる．

図 9·12 にハイパスフィルタの位相特性を示す．

(1) ローパスフィルタ（低域通過フィルタ）

この回路の電流 I は，図 9·8 の回路図より

$$I=\frac{V_{in}}{Z}=\frac{V_{in}}{R+\dfrac{1}{j\omega C}}=V_{in}\cdot\frac{1}{R+\dfrac{1}{j\omega C}}=V_{in}\cdot\frac{j\omega C}{1+j\omega CR}$$

$$\therefore\quad V_{in}=\frac{I}{\dfrac{j\omega C}{1+j\omega CR}} \tag{9·14}$$

> 分母の $1+j\omega CR$ の形．複素数を扱う場合は，$a+jb$ の形にする．

ここで，V_{out} はコンデンサ C の両端の電位差となるので，

$$V_{out}=I\cdot\frac{1}{j\omega C} \tag{9·15}$$

(9·14) 式，(9·15) 式より V_{out}/V_{in} を求めると

$$\frac{V_{out}}{V_{in}}=\frac{1}{1+j\omega CR} \tag{9·16}$$

振幅の周波数特性は，V_{out}/V_{in} の絶対値なので

$$\left|\frac{V_{out}}{V_{in}}\right|=\frac{1}{\sqrt{1+(\omega CR)^2}} \tag{9·17}$$

ここで，(9·17) 式中の CR は，回路中のコンデンサ容量と抵抗の大きさで決まる回路固有の値となるので，この値を $CR=\tau$ とおき **"時定数"** という．また特定周波数における ω_0 との間には，次の関係がある．

$$\omega_0=\frac{1}{CR}=\frac{1}{\tau} \tag{9·18}$$

$CR=\dfrac{1}{\omega_0}$ を代入し，

振幅の周波数特性は

$$\left|\frac{V_{out}}{V_{in}}\right|=\frac{1}{\sqrt{1+\left(\dfrac{\omega}{\omega_0}\right)^2}} \tag{9·19}$$

ここで，利得は

$$20\log_{10}\left|\frac{V_{out}}{V_{in}}\right| \text{[dB]} \tag{9・20}$$

で求められる．

位相角 θ は

$$\angle\theta=\angle\frac{V_{out}}{V_{in}}=-\tan^{-1}\left(\frac{\omega}{\omega_0}\right) \tag{9・21}$$

このフィルタの遮断周波数は $\omega/\omega_0=1$ のときであり $\omega_0=2\pi f_c=\dfrac{1}{CR}$ となるので，このときの f_c が，遮断周波数となる．

$$f_c=\frac{1}{2\pi CR} \tag{9・22}$$

ここで共振周波数 f_C は，$\dfrac{V_{out}}{V_{in}}=\dfrac{1}{\sqrt{2}}=0.707$ であるので

$$20\log_{10}\left|\frac{1}{\sqrt{2}}\right|\fallingdotseq-3\ [dB]$$

となり，3dB 下がったところとなる．

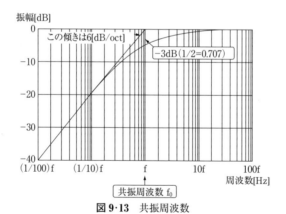

図 9・13　共振周波数

(2) ハイパスフィルタ（高周波帯域通過フィルタ）
高周波帯域通過フィルタも，低周波帯域通過フィルタと同様に計算し

9·2 フィルタ回路と応答特性

$$I = \frac{V_{in}}{Z} = \frac{V_{in}}{\dfrac{1}{j\omega C} + R} = V_{in} \cdot \frac{1}{\dfrac{1}{j\omega C} + R} = V_{in} \cdot \frac{j\omega C}{1 + j\omega CR}$$

$$\therefore \quad V_{in} = \frac{I}{\dfrac{j\omega C}{1 + j\omega CR}} \tag{9·23}$$

$$V_{out} = I \cdot R \tag{9·24}$$

ここで，V_{out}/V_{in} を求めると

$$\frac{V_{out}}{V_{in}} = \frac{I \cdot R}{\dfrac{I}{\left(\dfrac{j\omega C}{1 + j\omega CR}\right)}} = \frac{I \cdot R}{1} \times \frac{\left(\dfrac{j\omega C}{1 + j\omega CR}\right)}{I}$$

$$= R \times \left(\frac{j\omega C}{1 + j\omega CR}\right)$$

$$= \frac{j\omega CR}{1 + j\omega CR} \tag{9·25}$$

ここで，$\dfrac{j\omega CR}{1 + j\omega CR}$を正規化するために，分母，分子を$j\omega CR$で割ると

$$\frac{j\omega CR}{1 + j\omega CR} = \frac{\dfrac{j\omega CR}{j\omega CR}}{\dfrac{1}{j\omega CR} + \dfrac{j\omega CR}{j\omega CR}} = \frac{1}{1 + \dfrac{1}{j\omega CR}} = \frac{1}{1 + \dfrac{1 \times j}{j\omega CR \times j}}$$

$$= \frac{1}{1 - j\dfrac{1}{\omega CR}}$$

分母の有理化
分母・分子に×j

$\omega_0 = \dfrac{1}{CR}$より

$$\frac{V_{out}}{V_{in}} = \frac{1}{1 - j\dfrac{1}{\omega CR}} = \frac{1}{1 - j\dfrac{\omega_0}{\omega}} \tag{9·26}$$

となる．

振幅の周波数特性は

171

第9章　電子回路

$$\left|\frac{V_{out}}{V_{in}}\right|=\frac{1}{\sqrt{1+\left(\frac{\omega_0}{\omega}\right)^2}} \qquad (9\cdot27)$$

位相角θは

$$\angle\theta=\angle\frac{V_{out}}{V_{in}}=\tan^{-1}\left(\frac{\omega_0}{\omega}\right) \qquad (9\cdot28)$$

となる．

(3) RCフィルタを用いた増幅回路

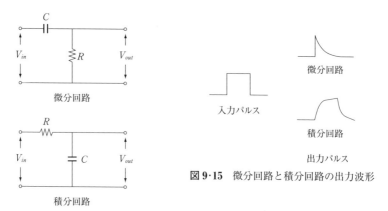

図9·14　微分回路と積分回路

図9·15　微分回路と積分回路の出力波形

表9·2　微分回路・積分回路の特性

	微分回路	積分回路
時定数（τ）	$\tau=CR$	$\tau=CR$
伝達関数	$\dfrac{V_{out}}{V_{in}}=\dfrac{j\omega CR}{1+j\omega CR}$	$\dfrac{V_{out}}{V_{in}}=\dfrac{1}{1+j\omega CR}$
フィルタ効果	高域通過フィルタ	低域通過フィルタ
遮断周波数	$f=\dfrac{1}{2\pi CR}[\text{Hz}]$	$f=\dfrac{1}{2\pi CR}[\text{Hz}]$

(4) トランジスタ増幅回路の周波数特性

図9·16のような増幅回路で信号(交流)を増幅するとき,増幅度 A,利得 G [dB] と信号の周波数との関係をグラフにすると,図9·17のようになる.これを「**周波数特性**」という.

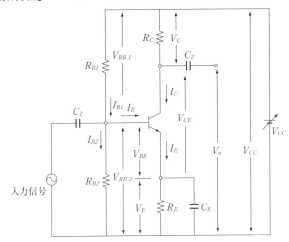

C_E:バイパスコンデンサ　C_1, C_2:カップリングコンデンサ
$I_{B1} = I_B + I_{B2}$

図9·16 電流帰還バイアス回路

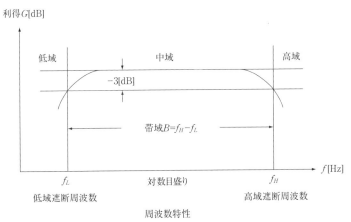

周波数特性
図9·17 電流帰還バイアス回路の周波数特性

第9章 電子回路

利得が安定している（ほぼ横一直線）状態から，3[dB]（増幅度なら$\frac{1}{\sqrt{2}}≒$ 0.707）下がったところの交点の周波数を「遮断周波数」という．

①低い周波数の部分を低域遮断周波数 f_L，高い周波数の部分を高域遮断周波数 f_H という．

②f_H と f_L の差を帯域 B といい，これが大きいほど安定して，増幅できる周波数帯が広く，良い増幅器といわれている．

$$帯域 B = f_H - f_L \tag{9・29}$$

③低域部分と高域部分は利得が低下する．

（a）低域が下がる理由

増幅回路には入力側と出力側にカップリングコンデンサ，エミッタ抵抗に並列にバイパスコンデンサが入っている．

［カップリングコンデンサの挿入目的］

①入力側は信号に含まれる雑音や直流成分をカットする．

②出力側はバイアスをカットして信号のみを得る．

コンデンサのリアクタンス X_C [Ω] は，

$$X_C = \frac{1}{2\pi f C} \, [\Omega] \tag{9・30}$$

低域のような低い周波数では，リアクタンス X_C が大きくなり信号を伝えにくくなる．

［対策］バイパスコンデンサに静電容量の大きいコンデンサ（電界コンデンサなど）を使用すれば，低域周波数での電圧利得低下を防止できる．

（b）高域が下がる理由

周波数が高い領域では，実際には存在しないコンデンサが回路内に発生して低下を招く．このようなコンデンサを浮遊コンデンサという．

①これらのコンデンサは周波数が高くなると，リアクタンス X_C が小さくなり，交流を通しやすくなる．

②浮遊コンデンサ C_{S1} と C_{S2} は，図9・18のように回路内に発生する．入力側では信号（交流）をアースに横流しするため，ベースに十分な信号を送るこ

174

9·2 フィルタ回路と応答特性

とができない．また，出力側では出力信号をアースに横流しするので，出力信号が減少する．

☞ トランジスタには，コレクタ・ベース間にコレクタ接合容量 C_{ob}（トランジスタ内部の静電容量）があり，これが増倍されてベース・エミッタ間に加わることをミラー効果という．これが高域低下の理由である．

[対策]⇒ コレクタ接合容量 C_{ob} の小さいトランジスタを選ぶ．

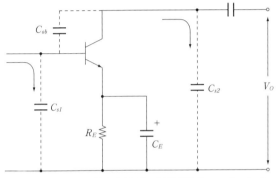

図 9·18 コレクタ接合容量 C_{ob} と浮遊容量コンデンサ C_s

【例題 9-5】 図 9·19 は増幅器の周波数特性を示す．次の a～d の文章で正しいのはどれか．

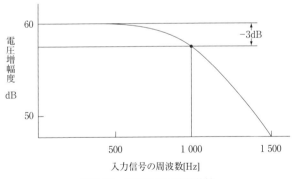

図 9·19 増幅器の周波数特性

第9章 電子回路

a．高域遮断周波数は 10^3Hz である．
b．-3dB は電圧比で $1/\sqrt{2}$ 倍である．
c．電圧増幅度 60dB とは 10^3 倍に相当する．
d．電流の入力信号も増幅できることを示す．

【解】 この文章は，全て正しい．

【例題 9-6】 入力電圧に対する出力電圧比が $1/\sqrt{2}$（≒0.7 倍）になった．このときの電圧増幅度（G_V）を答えなさい．

【解】 電圧増幅度 G_V は

$$G_V = 20 \cdot \log_{10} \frac{V_{out}}{V_{in}} = 20 \cdot \log \frac{1}{\sqrt{2}} \fallingdotseq -3 \,[\text{dB}]$$

【例題 9-7】 入力電圧に対する出力電圧比が 1/2（0.5 倍）になった．このときの電圧増幅度（G_V）を答えなさい．

【解】 電圧増幅度 G_V は

$$G_V = 20 \cdot \log_{10} \frac{V_{out}}{V_{in}} = 20 \cdot \log \frac{1}{2} \fallingdotseq -6 \,[\text{dB}]$$

【例題 9-8】 RC 微分回路と積分回路の出力波形の違いを答えよ．

【解】 図 9・17 微分回路と積分回路の出力波形を示す．

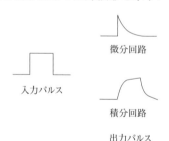

図 9・20 微分回路と積分回路の出力波形

【例題 9-9】 CR 回路がある．この回路の抵抗値 R が 100kΩ，コンデンサの静電容量 C が 0.01μF であった．この回路の特性周波数を求めよ．

【解】 $f_0 = \omega_0/2\pi = 1/2\pi CR$
$= 1/6.28 \times 0.01 \times 10^{-6} \times 10 \times 10^3 = 1.6 \times 10^3 \,[\text{Hz}]$

9·3　パルス回路

【例題 9-10】　RLC 共振回路において，$L=0.5\text{mH}$，$C=0.002\mu\text{F}$，$R=5\Omega$ のとき，共振周波数 ω_0，f_0，共振の Q および共振曲線の帯域幅 $2\varDelta\omega(2\varDelta f)$ を求めよ．

【解】　$\omega_0=\dfrac{1}{\sqrt{LC}}=\dfrac{1}{\sqrt{0.5\times10^3\times0.002\times10^{-6}}}=1\times10^6\ [\text{rad/s}]$

$f_0=\dfrac{1}{2\pi\sqrt{LC}}=\dfrac{1\times10^6}{2\pi}=159\ [\text{kHz}]$

$Q=\dfrac{1}{R}\cdot\sqrt{\dfrac{L}{C}}=\dfrac{1}{5}\cdot\sqrt{\dfrac{0.5\times10^{-3}}{0.002\times10^{-6}}}=100$

帯域幅 $2\varDelta\omega：2\varDelta\omega=\dfrac{\omega_0}{Q}=\dfrac{10^6}{100}=10^4\ [\text{rad/s}]$

帯域幅 $2\varDelta f：2\varDelta f=\dfrac{f_0}{Q}=\dfrac{159\ [kHz]}{100}=1.59\ [\text{kHz}]$

【例題 9-11】　トランジスタ増幅回路に「カップリングコンデンサ」を挿入する理由を答えなさい．

【解】　①入力側は信号に含まれる雑音や直流成分をカットする．②出力側はバイアスをカットして信号のみを得る．

9·3　パルス回路

　パルス回路の始まりはモールス信号である．トン，ツゥー，トン，トン（信号が出たか，出ないか）で信号を流し ON,OFF を判断していた．現在の情報通信システムはデジタル技術が普及し，その信号の中身はパルス化された電圧・電流の二値情報（0 と 1）となっている．

9·3·1　パルス波

　一般的に，脈拍のように間欠的に送られてくる信号波をパルス波という．パルス波には図 9·21 のように方形波，三角波，のこぎり波などがある．電子機器の信号（電圧・電流）には，速い周期で間欠的に変化するパルス波が用いられている．

第 9 章　電子回路

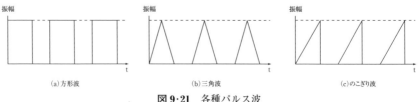

図 9・21　各種パルス波

9・3・2　パルス発生回路

最も簡単にパルス波形を出力するには，図 9・22 のように直流電源を入れた回路の途中に SW を入れ，この SW を開閉すればよい．しかしこの回路では開閉時間の調整が人為的になる．これを自動化するために考えられたのが図 9・23 の，トランジスタ Tr の SW 作用を利用した回路である．

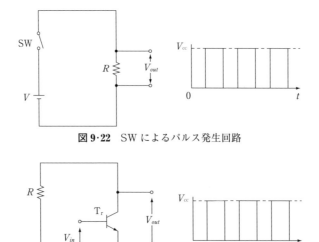

図 9・22　SW によるパルス発生回路

図 9・23　Tr によるパルス発生回路

次に，パルス発生器から出力されたパルス波を考える．出力波形は図 9・24 のように，周期 T ごとに繰り返される．スイッチが ON のときは T_{on}，スイッ

9・3 パルス回路

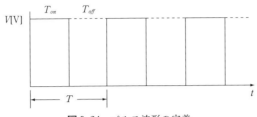

図9・24 パルス波形の定義

チがOFFのときはT_{off}となる．

周期：$T \text{ [sec]} = T_{on} + T_{off}$ (9・31)

デューティー比（仕事率）：$\dfrac{T_{on}}{T} \times 100 \text{ [\%]}$ (9・32)

9・3・3 マルチバイブレータ

安定したパルス波形を出力するために，図9・23のトランジスタ1つの回路をトランジスタ2個と抵抗4個，コンデンサ2個で"たすき掛け"に接続し，安定したパルス波形を作り出すマルチバイブレータ（multi vibrator）がある．

マルチバイブレータは，図9・25のように，増幅回路と結合回路で構成された発信回路である．

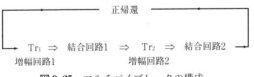

図9・25 マルチバイブレータの構成

マルチバイブレータは結合回路1，2の構成素子で次の3種類に分類される．
① 非安定マルチバイブレータ：結合回路1，2ともに抵抗とコンデンサ．
② 双安定マルチバイブレータ：結合回路1，2ともに抵抗．
③ 単安定マルチバイブレータ：結合回路1はコンデンサ，2は抵抗．

《非安定マルチバイブレータ》

図9・26は単純な非安定マルチバイブレータ回路で，Tr_1とTr_2が交互に

ONとOFFを繰り返すことによりパルス波形を作り出している．

この非安定マルチバイブレータの周期 T は

$$T = T_1 + T_2 = \log_e 2 \cdot C_2 \cdot R_3 + \log_e 2 \cdot C_1 \cdot R_2$$
$$= \log_e 2(C_2 \cdot R_3 + C_1 \cdot R_2) \tag{9・33}$$

T_1：Tr_1 で作られるパルス波の周期

T_2：Tr_2 で作られるパルス波の周期

となる．

ここで $\log_e 2 \fallingdotseq 0.693$ を式 (9・33) に代入すると

$$T = 0.693(C_2 \cdot R_3 + C_1 \cdot R_2) \tag{9・34}$$

周波数 f [Hz] は，周期 T [sec] の逆数より，

$$f = \frac{1}{0.693(C_2 \cdot R_3 + C_1 \cdot R_2)} \text{ [Hz]} \tag{9・35}$$

となる．

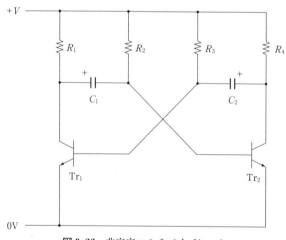

図 9・26　非安定マルチバイブレータ

9・3・4 パルス波と波形の変化

方形波パルスが回路内を通過すると，回路内の周波数特性により図9・27のように，入力パルスから出力パルスへ波形が変化する．

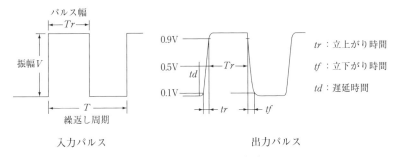

図9・27 パルス波形の定義
（パルス波の振幅 V，パルス幅 Tr，パルス繰り返し周期 T，繰り返し周波数 f）

図9・27の方形波入力パルスのように，パルスの大きさ V を振幅，パルス持続時間 Tr をパルス幅，パルスの立ち上がりから次の立ち上がりまでの時間 T をパルス繰返し周期，繰返し周期の逆数 $\frac{1}{T}=f$ [Hz] を繰返し周波数という．

9・3・5 微分回路と積分回路

抵抗 R とコンデンサ C を回路内に入れることにより，特性が異なった出力パルスが得られる．方形波入力に対し，CR 回路の抵抗部分でパルスを出力すれば，図9・28（微分回路）のような尖鋭なパルス波形が得られる．また，微分回路とは逆に，C と R の素子を逆に挿入し，コンデンサの部分から出力すれば図9・30（積分回路）のように滑らかに変化する波形が得られる．

(1) 微分回路

抵抗 R の部分を出力とする CR 微分回路は入力波形の変化の多い部分（高周波部分）で出力が大きくなり，低周波部分では出力が低くなる回路である．この特性を生かし，高周波通過フィルタとして使用されている．

入力側にコンデンサ C，出力側に抵抗 R を挿入した CR 直列回路において，時定数（$\tau=CR$）が充分小さい場合，入力信号は

第9章　電子回路

$$V_{in} = Ri + \frac{q}{C} = \frac{1}{C}(CRi + q) \fallingdotseq \frac{q}{C} \tag{9・36}$$

$\dfrac{CRi}{C}$ は CR が小さいので 0 に近づく！

$$\therefore \quad q = C \cdot V_{in} \tag{9・37}$$

よって，抵抗両端の電圧 V_{out} は

$$V_{out} = Ri = R \cdot \frac{dq}{dt} = R \cdot C \frac{dV_{in}}{dt} \tag{9・38}$$

この式は，抵抗両端の出力電圧 V_{out} が入力電圧 V_{in} の微分に比例していることを表している．したがって，入力電圧の変化の大きいところを出力するようになり，この特性から"**微分回路**"という．

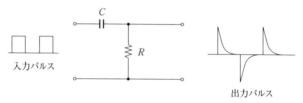

図 9・28　CR 微分回路

(2) 積分回路

コンデンサは直流を流さない．次の式は非常に重要な式で，直流は交流の一種であり交流の特殊形ということを示している．この回路のインピーダンス Z はコンデンサの成分のみなので

$$Z = \frac{1}{j\omega C} \tag{9・39}$$

ここで，この回路を流れる電流 i は

$$i = \frac{v}{Z} = \frac{v}{\dfrac{1}{j\omega C}} = v \cdot j\omega C \tag{9・40}$$

となる．

この式の，角周波数 ω は $\omega = 2\pi f$ なので，周波数 f のなかに直流の周波数 $\omega = 0$ を代入すると

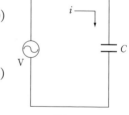

図 9・29　コンデンサの直列回路

9·3 パルス回路

$$i = v \cdot j\omega C = v \cdot j(2\pi \times 0) = 0 \,[\text{A}] \tag{9·41}$$

となり，直流電流はコンデンサを流れないことを意味している．

入力電圧の低周波（入力電圧波形の平坦な部分）成分が入力されるとコンデンサの印加電圧が増加し，高周波成分（立上がり部分）が入力されると出力電圧も低下する．このため低周波通過フィルタとして使用されている．

入力側にコンデンサ C，出力側に抵抗 R を挿入した CR 直列回路において，時定数（$\tau = CR$）が充分大きい場合，入力信号 V_{in} は

$$V_{in} = Ri + \frac{q}{C} = R\left(i + \frac{q}{RC}\right) \fallingdotseq Ri \tag{9·42}$$

$$\therefore \quad i = \frac{V_{in}}{R} \tag{9·43}$$

$\dfrac{q}{RC}$ は CR が小さいので 0 に近づく！

よって，コンデンサ両端の出力電圧 V_{out} は

$$V_{out} = \frac{q}{C} = \frac{1}{C}\int i \cdot dt = \frac{1}{C}\int \frac{V_{in}}{R} \cdot dt \fallingdotseq \frac{1}{CR}\int V_{in} \cdot dt \tag{9·44}$$

となり，出力電圧 V_{out} は，入力電圧 V_{in} の積分に比例する．

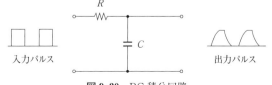

図 9·30　RC 積分回路

【例題 9-12】　パルス波のデューティー比を説明しなさい．

【解】　パルス波のデューティー比（仕事率）は，図 9·24 と式 (9·32) より，

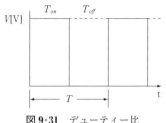

図 9·31　デューティー比

第9章　電子回路

$$デューティー比(仕事率)=\frac{T_{on}}{T}\times 100\ [\%]$$

【例題 9-13】　パルス波の振幅，パルス幅，パルス繰返し周期，繰返し周波数を説明しなさい．

【解】　図 9·27 の方形波入力パルスのように，パルスの大きさ V を振幅，パルス持続時間 Tr をパルス幅，パルスの立ち上がりから次の立ち上がりまでの時間 T をパルス繰返し周期，繰返し周期の逆数 $\frac{1}{T}=f$ [Hz] を繰返し周波数という．

【例題 9-14】　時定数 $\tau(=CR)$ の次元を答えよ．

【解】　時定数 τ は抵抗 R とコンデンサ容量 C の積である．したがって，

$$R\ [\Omega]=\frac{[V]}{[A]}=\frac{[V]}{[C/s]}\qquad C\ [F]=\frac{[C]}{[V]}$$

$$\therefore\quad \tau=C\cdot R の単位は$$

$$[F]\cdot[\Omega]=\frac{[C]}{[V]}\cdot\frac{[V]}{[C/s]}=[s]$$

9·4　D/A 変換器，A/D 変換器

　アナログ（Analog）とは連続量のことで，デジタル（digital）とは離散量のことをいう．我々が日常接している気温，湿度，圧力などは連続した量（値）の変化を示す．この連続量をコンピュータが使用できる離散的な8bitや10bitなどの2値信号（0と1）に変換することを A/D(analog−to−digital)変換といい，逆にデジタルデータをアナログデータに変換することを D/A(digital−to−analog)変換という．

9·4·1　D/A 変換器

　2進数で表現されたデジタル（digital）信号を，アナログ（Analog）信号に変換するには2進数から10進数に変換するように，各ビットに特定の重み

9·4 D/A 変換器, A/D 変換器

を付けて加え合わせばよい.

電子回路でこれを実現するには, 2 進数の各ビットに対応する電圧・電流値を出力し, これらの和を求める回路を設計する. D/A 変換器には, 重み抵抗方式と電流加算方式がある.

(1) 重み抵抗 D/A 変換器

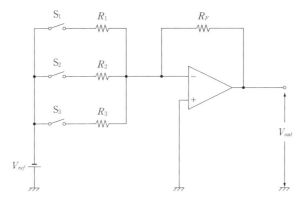

図 9·32 重み抵抗形 D/A 変換器

図 9·32 は重み抵抗 D/A 変換器である. この回路の出力電圧 V_o は,

$$V_o = V_{ref}\left(\frac{R_F}{R_1}S_1 + \frac{R_F}{R_2}S_2 + \frac{R_F}{R_3}S_3\right) \tag{9·45}$$

ただし, S_1, S_2, S_3 には, スイッチ (S) が閉じているときは「1」が入り, 開いているときには「0」が入る. ここで, $R_2 = 2R_1$, $R_3 = 4R_1$ とすれば, 式 (9·45) は

$$V_o = \frac{V_{ref} \cdot R_F}{4R_1}(4S_1 + 2R_2 + R_3) \tag{9·46}$$

となり,

例えば $V_{ref} = 1.0\,[V]$, $R_F/4R_1 = 1$ とすれば
$$V_0 = 4S_1 + 2S_2 + S_3\,[V]$$

となる.

各スイッチ (S) を, 2 進数の 3 ビットに対応させると, 出力電圧 V_o とスイッチでの 2 進数 (S_1, S_2, S_3) の関係は表 9·3 のようになる.

第9章　電子回路

表 9·3 デジタル信号と出力電圧

スイッチ状態			出力電圧
S₁	S₂	S₃	V₀
0	0	0	0V
0	0	1	1V
0	1	0	2V
0	1	1	3V
1	0	0	4V
1	0	1	5V
1	1	0	6V
1	1	1	7V

(2) 電流加算 D/A 変換器

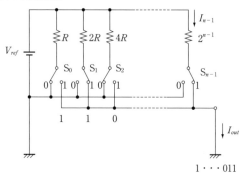

図 9·33　電流加算形 D/A 変換器

各抵抗には一定の直流電圧 V_{ref} がかけられているので，i 番目の抵抗 $2^{i-1}R$ に流れる電流 I_i は

$$I_i = \frac{V_{ref}}{2^{i-1} \cdot R} \tag{9·47}$$

となる．(図9·33) スイッチ S_i の状態 (0 , 1) を b_i で表すと，出力電流 I_{out} は

$$I_{out} = \frac{V_{ref}}{R}\left(\frac{1}{2^0}b_0 + \frac{1}{2^1}b_1 + \frac{1}{2^2}b_2 + \cdots + \frac{1}{2^{n-1}}b_{n-1}\right) \tag{9·48}$$

となり，n ビットの 2 進数 ($b_0\, b_1\, b_2 \cdots b_n$) に相当するアナログ出力電流 I_{out} が得られる．

実際の D/A 変換回路では，スイッチ群 ($S_0 \cdots S_{n-1}$) をトランジスタや FFT で実行している．

9·4·2　A/D 変換器

A/D 変換器は入力された電圧 (信号) を，その大きさに応じて 8bit は 256 階調，10bit は 1024 階調に均等に分けるものであり，回路にはマルチプレクサ (アナログ入力セレクタ)，比較器，積分器，サンプルホールド回路などが使用されている．(図 9·34)

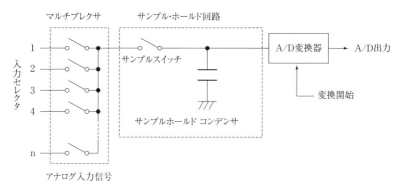

図 9·34　A/D 変換器の概要

A/D 変換器には，比較形 (逐次比較形，並列比較形)，積分形 (二重積分形，電荷平衡形)，ΔΣ(デルタ・シグマ) 型などがある．それぞれの特徴は，

比較形：変換時間と得られる精度バランスがよい．

積分形：抵抗とコンデンサを利用し，低速であるが精度がよい．

ΔΣ 形：変換時間は長いが精度がよく，精密な計測・制御で使用されている．

第9章　電子回路

などがある．

(1) マルチプレクサ

A/D 変換を必要とする回路では，読み出したい信号が複数あることがある．一つの A/D 変換器で複数の電圧を測定できるようにするために，アナログ入力チャンネルの選択器（マルチプレクサ）がある．（図 9·35）マルチプレクサを使用して読み出し端子を選択し，一つの A/D 変換作業を終え，また次の端子の入力信号を得ている．入力端子を切り替えることで複数の入力信号の A/D 変換を可能としている．

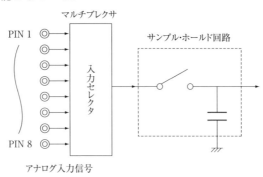

図 9·35　マルチプレクサとサンプルホールド

(2) 電圧比較器

電圧比較器（コンパレータ）は，二つのアナログ電圧の大小を比較し，出力を基準電圧 V_{ref} より High レベルか Low レベルに区分する増幅器である．図 9·36 と図 9·37 は比較器と入出力電圧の様子を示す．入力電圧 V_i が基準（閾

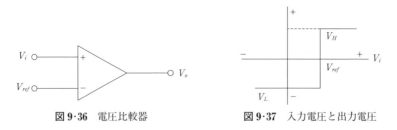

図 9·36　電圧比較器　　　　図 9·37　入力電圧と出力電圧

値）電圧 V_{ref} より高ければ出力電圧は正に，V_i が V_{ref} より低ければ出力電圧は負となる．

(a) 回路の特徴

2つの入力電圧の大小比較を行い，出力電圧を変化させる回路．

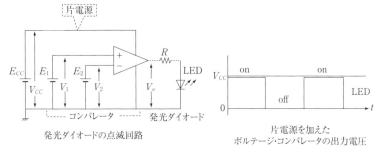

図9·38 電圧比較回路と出力電圧

(b) 電圧比較（コンパレータ）回路

・コンパレータとして使うオペアンプ（Op.amp）に正のみの片電源 E_{cc} を加える．

・出力電圧は $V_O = A(V_1 - V_2)$ [V] より，

非反転端子に加える電圧が $E_1(=V_1)$[V]，反転端子に加える電圧が $E_2(=V_2)$[V] なので，$V_1 > V_2$ のとき出力電圧 V_o はほぼ電源電圧 V_{cc}[V]（high），$V_1 < V_2$ のときは $V_o = 0$[V]（low）を示す．

・V_1 と V_2 の大小判定を行い，出力電圧 V_o を high and low させている（スイッチとして使用している）．

・実際に発光ダイオードを光らせる回路として使用する場合は，バッファー回路（一種の増幅回路）と組み合わせて使用する．

(3) 積分器

アナログ入力電圧の時間積分を出力する積分器は図9·39のような回路となっている．オペアンプ（Op）は高利得増幅器で，通常，演算増幅器が使用されている．スイッチ（SW）は，積分開始前にコンデンサ（C）に蓄積されている電

第9章 電子回路

荷を放電するためのスイッチである．

この回路の出力電圧 V_o は

$$V_o = -\frac{1}{CR}\int V_i \cdot dt \tag{9・49}$$

となり，入力電圧 V_i の時間積分に比例した出力が得られる．

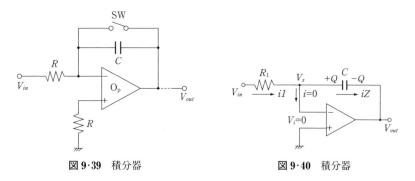

図 9・39 積分器　　　　　　図 9・40 積分器

(a) 積分回路の特徴

① 反転増幅器のフィードバック抵抗の代りに，キャパシタ（容量）を持つ．
② 出力電圧は入力電圧の積分値の極性を反転した値として，

$$V_o = -\frac{1}{CR_1}\int V_{in} \cdot dt \tag{9・50}$$

③ C と R_1 の値が $CR_1=1$ となるように選べば，出力積分値は係数がとれて単純な積分形となる．

$$V_o = -\int V_{in} \cdot dt \tag{9・51}$$

④ CR<1 では，積分と同時に増幅が行われる．

(b) 9・50 式の導出

図 9・40 の回路より，

$$R_1 i_1 = V_{in} - V_X, \quad Q = \int i_2 \, dt = C(V_X - V_O), \quad V_i = 0$$

∴　$V_X = 0$

$V_X = 0, \quad i = 0$

9・4　D/A 変換器, A/D 変換器

$$\therefore\ i_1 = i_2$$

$$\therefore\ V_O = -\frac{1}{C}\int i_1\,dt = -\frac{1}{CR_1}\int V_{in}\cdot dt \tag{9・52}$$

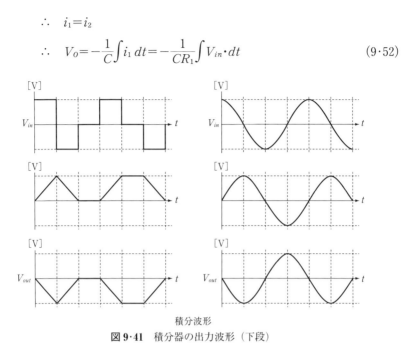

積分波形
図 9・41　積分器の出力波形（下段）

(4) サンプルホールド

A/D 変換器の入力信号は時間的に変化している．しかし，この信号は瞬時に変換されていくのではなく，変換には時間がかかる．しかし，デジタルへの変換が終るまでは値が変化してはならない．

そこで，入力信号の値を A/D 変換が終るまで保管しておくスペースが，図 9・43 のサンプルホールド回路である．

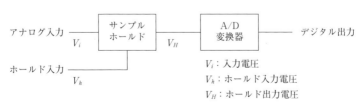

図 9・42　サンプルホールド

第 9 章 電子回路

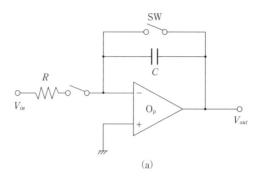

(a)

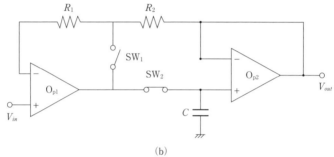

(b)

図 9・43 サンプルホールド回路

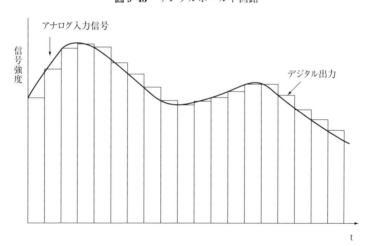

図 9・44 サンプルホールド入力・出力波形

9·5 電源回路

図 9·45 はアナログ信号のサンプルホールドを示す．一定の時間間隔で入力信号を取り出しており，これを入力信号サンプルという．サンプルの時間間隔 T は，アナログ入力信号の中での最高周波数を f_{max} とすると，

$$\frac{1}{T} \geq 2f_{max} \tag{9·53}$$

の条件を満たさなければならない．これをサンプリング定理という．

【例題 9-15】 D/A 変換器の原理を説明せよ．

【解】 2 進数で表現されたデジタル信号を，アナログ信号に変換するには 2 進数から 10 進数に変換するように，各ビットに特定の重みを付けて加え合わせばよい．電子回路でこれを実現するには，2 進数の各ビットに対応する電圧・電流値を出力し，これらの和を求める回路を設計する．D/A 変換器には，重み抵抗方式と電流加算方式とがある．

【例題 9-16】 A/D 変換器の種類と特徴をあげなさい．

【解】 A/D 変換器には，比較形（逐次比較形，並列比較形），積分形（二重積分形，電荷平衡形），$\Delta\Sigma$（デルタ・シグマ）型などがある．

それぞれの特徴は，

　比較形：変換時間と得られる精度バランスがよい．

　積分形：抵抗とコンデンサを利用し，低速であるが精度がよい．

　$\Delta\Sigma$ 形：変換時間は長いが精度がよく，精密な計測・制御で使用されている．

などがある．

【例題 9-17】 次の流れは A/D 変換器の構成を示す．　①〜③を答えなさい．

　入力セレクタ　⇒　①　⇒　②　⇒　③　⇒　デジタル出力

【解】 ①マルチプレクサ．　②サンプルホールド．　③ A/D 変換器．

9·5　電源回路

X 線管から X 線を発生させるには直流高電圧が必要である．また，我々が日常使用しているパソコンも直流電力で動作している．X 線管やパソコンを動

作させるには，送電線や家庭内コンセントから送られてくる交流電力を，安定した直流電力に変換して使用しなければならない．そこで使用されるのが，直流エネルギーの供給源であり，交流を直流に変換する電源回路である．

9·5·1 電源回路の構成

一般的な電源回路は（図9·45）のように，商用電源（交流100V，50Hzまたは60Hz）から入力した交流電気エネルギーを変圧回路，整流回路，平滑回路，安定化回路などを通して直流電気エネルギーに変換している．

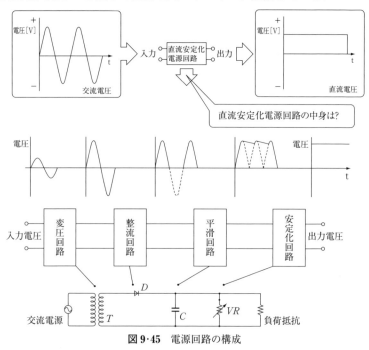

図9·45 電源回路の構成

9·5·2 変圧回路

変圧回路は，変圧器の一次側コイルと二次側コイルを中心に，一次側（電源側）回路と二次側（負荷側）回路より構成される（図9·46）．変圧器は電磁誘導

9·5 電源回路

現象を利用して，一次側に入力される交流電圧（交流 100V，200V）を，コイルの巻線比 $(a=n_2/n_1)$ を利用して必要な電圧に昇圧又は降圧させている．

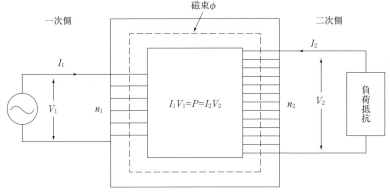

図 9·46 変圧器

変圧器で発生する電力 $(P=IV[\mathrm{W}])$ は一次側からみても，二次側からみても同じでありこれを利用して次の式が成立する．

$$I_1 V_1 = P = I_2 V_2 \tag{9·54}$$

ここで，変圧器で発生する二次側電圧 V_2 は一次側電圧 V_1 の巻線比倍となるので

$$V_2 = a \cdot V_1 = \frac{n_2}{n_1} \cdot V_1 \tag{9·55}$$

よって (9.54), (9.55) 式より

$$\frac{n_2}{n_1} = \frac{V_2}{V_1} = \frac{I_1}{I_2} \tag{9·56}$$

ただし，この式が成立するのは一次側，二次側の電圧，電流が実効値のときである．特に X 線高電圧装置の場合は二次側の電圧が最大値 V_m，電流は平均値 I_a で表示するので，実効値への換算が必要になる．

$$V_2 = \frac{1}{\sqrt{2}} \times V_m \fallingdotseq 0.707 \times V_m \qquad I_2 = \frac{\pi}{2\sqrt{2}} \times I_a \fallingdotseq 1.11 \times I_a$$

第 9 章 電子回路

9·5·3 整流回路

交流を直流に変換することを整流するといい,整流には一方向のみに電流を流すシリコン (Si) ダイオードを回路内に挿入することにより行われている.

整流回路には,単相半波整流回路,単相全波整流回路,三相全波整流回路 (6 ピーク,12 ピーク) などがある.ここでは電源回路図(図 9·45)の単相半波整流回路(図 9·47)単相全波整流回路(図 9·48,図 9·49)の回路図,およびダイオードを挿入することにより整流された整流波形(V_R)を示す.

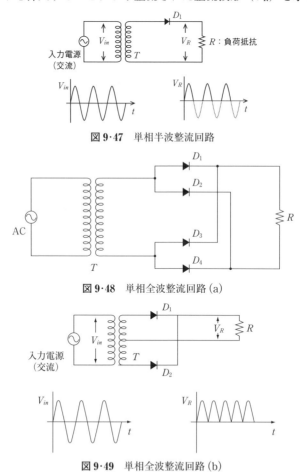

図 9·47 単相半波整流回路

図 9·48 単相全波整流回路 (a)

図 9·49 単相全波整流回路 (b)

9・5 電源回路

9・5・4 平滑回路

実際の回路では，図9・47の整流回路で作られた半波整流波形をそのまま使用することはない．通常は，整流された脈波を平滑にするために回路後段にコンデンサを入れる．図9・50は，ダイオード(D_1)により整流された単相半波整流波形を平滑にするために回路内に挿入されたコンデンサ(C_1)とその波形を示す．

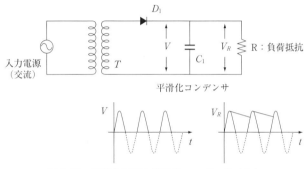

図9・50　平滑化回路と平滑化コンデンサ(C_1)

波が平滑になる理由は，コンデンサC_1で繰り返される充電と放電である．ここで，コンデンサを挿入することで出力される電圧(V_R)は図9・51のように変化する．

電圧(V_R)の変化は，回路内の時定数($\tau=CR$)によりその放電量が決まる．CRが大きいほど直流に近づく．言い換えれば，コンデンサの静電容量C [F]が大きいものを回路内に挿入するほど直流に近づく．

また，変動する電圧波形の脈打つ様子を表す用語に「脈動率」がある．JIS規格によれば，脈動率の定義は

$$電圧波形の脈動率 = \frac{V_{\max} - V_{\min}}{V_{\max}} \times 100 \ [\%]$$

となり，脈動率が小さいほど直流に近づく．

9・5・5 安定化回路

電源回路の出力電圧は，負荷側を流れる電流量で変動する．安定化回路の役

第9章 電子回路

割は，負荷や電源電圧などが変動しても出力側の電圧を一定にすることにある．現在では，トランジスタやICの普及に伴い，シリーズレギュレータ方式(series regulator)やスイッチングレギュレータ方式(switching regulator)などがあり，より安定した電圧を負荷側に供給できるようになっている．

ここでは，単純な可変抵抗器VRを用いて電源電圧の安定性を計る方法を説明する．可変抵抗器を用いて安定化を計る方法には，並列制御と直列制御がある．

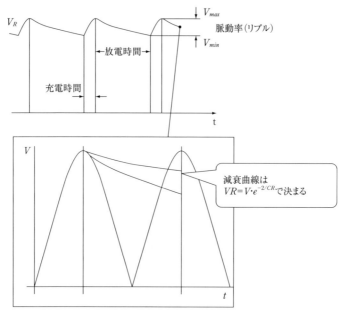

図 9·51 平滑化された電圧波形とコンデンサでの充電と放電の様子

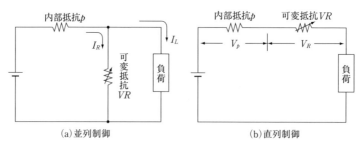

図 9·52 安定化回路

9·5 電源回路

(1) 並列制御

図 9·52(a) のように，負荷に対して可変抵抗 VR を並列に入れて，負荷に流れる電流 I_L の変化に応じて，可変抵抗値を変化させ，I_R を変化させるようにしている．

常に，$I = I_R + I_L$ が一定となるようになっている．

(2) 直列制御

図 9·52(b) のように，電源と負荷の間に直列に可変抵抗 VR を入れ，電源側回路内の内部抵抗 ρ による電圧降下と，可変抵抗 VR による電圧降下が常に一定となるようにしている．負荷 (出力) 側の電圧は，常に電源電圧 V から内部抵抗による電圧降下と可変抵抗による電圧降下を引いた分，$V_L = V - (V_\rho - V_R)$ となる．

(3) シリーズレギュレータ方式とスイッチングレギュレータ方式

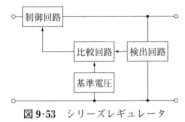

図 9·53 シリーズレギュレータ

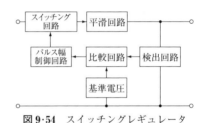

図 9·54 スイッチングレギュレータ

(a) シリーズレギュレータの特徴

① 回路構成が簡単であり，設計が容易．
② リプル百分率 (脈動率) が小さく，安定した直流が得られる．
③ ノイズが少ない．
④ 商用電源の周波数を使用するので，変圧器が大形となる．
⑤ 電力変換効率が悪いので，発熱が多い．

(b) スイッチングレギュレータの特徴

① 回路が複雑で設計し難い．
② 比較的，リプル百分率が大きい．

③スイッチグノイズが発生する．
④交流周波数を高い周波数に変換するため，変圧器が小型で効率が良い．
⑤電力変換効率が良いので発熱が少なく，小型軽量である．

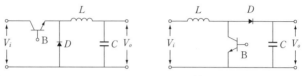

図9・55　スイッチングレギュレータの回路（左：降圧型，右：昇圧型）

【例題9-18】 電源回路の構成を答えなさい．

【解】 商用電源（交流100V，50Hzまたは60Hz）から入力した交流エネルギーを変圧回路，整流回路，平滑回路，安定化回路などを通して直流エネルギーに変換している．

【例題9-19】 変圧器一次側，二次側の電圧・電流計算．

(1) 無負荷時において一次電圧150Vで管電圧100kVを発生する単相2ピーク形X線装置がある．この装置で管電流500mAを通電したときの一次電流を求めよ．

【解(1)】　　$I_1 = \dfrac{V_2}{V_1} \times I_2 = \dfrac{\dfrac{100}{1.41} \times 10^3}{150} \times 500 \times 10^{-3} \times 1.11 \fallingdotseq 262$ [A]

(2) 巻線比a＝500の単相2ピーク形X線装置がある．管電圧150kV，管電流500mA負荷時の一次電圧，一次電流を求めよ．

【解(2)】　　$a = \dfrac{n_2}{n_1} = \dfrac{V_2}{V_1} = \dfrac{I_1}{I_2}$ を利用する．

$\dfrac{V_2}{V_1} = 500$ より，一次電圧：$V_1 = \dfrac{V_2}{500} = \dfrac{\dfrac{150}{1.41} \times 10^3}{500} = 212$ [V]

$\dfrac{I_1}{I_2} = 500$ より，

一次電流：$I_1 = I_2 \times 500 = 500 \times 10^{-3} \times 1.11 \times 500 \fallingdotseq 278$ [mA]

(3) 1次電圧200Vで管電圧125kVを発生する単相全波整流装置がある（無

9·5　電源回路

負荷時）．管電流 500mA 通電したときの 1 次電流は約何 A か．

【解(3)】　　　$I_1 = \dfrac{500 \times 10^{-3} \times 1.11 \times \dfrac{125 \times 10^3}{1.41}}{200} \fallingdotseq 246$ [A]

【例題 9-20】　電源回路内に挿入される安定化回路の役割を答えなさい．

【解】　安定化回路の役割は，負荷や電源電圧などが変動しても出力側の電圧を一定にすることにある．

【例題 9-21】　シリーズレギュレータ方式とスイッチングレギュレータ方式の特徴を列挙しなさい．

【解】　**シリーズレギュレータの特徴**

・回路構成が簡単であり設計が容易．

・リプル百分率（脈動率）が小さく安定直流が得られる．

・ノイズが少ない．

・商用電源周波数のままなので変圧器が大形となる．

・電力変換効率が悪いので発熱が多く大型となる．

スイッチングレギュレータの特徴

・回路が複雑で設計し難い．

・比較的，リプル百分率が大きい．

・スイッチグノイズが発生する．

・交流周波数を高い周波数に変換するため，トランスが小型で効率が良い．

・電力変換効率が良いので発熱が少なく小型軽量．

201

第10章　電気電子計測

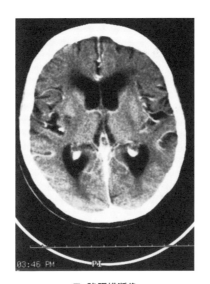

T₁強調横断像

第10章　電気電子計測

10·1　電気計器

　指示電気計器には多くの種類がある．それらを動作原理によって分類し，各計器の特性用途を表10·1に示す．

表10·1　動作原理による分類

種　　類	記　号	動　作　原　理	使用回路	指示値
可　　動コイル形		永久磁石がつくる磁界と電流との間の電磁力	直　　流	平均値
可動鉄片形		磁界内の鉄片に働く電磁力	交(直)流	実効値
電流力計形		電流相互間の電磁力	直流・交流	実効値
整　流　形		整流器と可動コイル形の組合せ	交　　流	平均値
熱　電　形		熱電対に生じる熱起電力	直流・交流	実効値
静　電　形		金属板間の静電力	直流・交流	実効値
誘　導　形		磁界とうず電流との相互作用	交　　流	実効値

10·1·1　可動コイル形計器

　図10·1に示すように，可動コイルを磁極NSのつくる平等磁界中におく．可動コイルに電流を流すと，駆動トルク τ_d が生じて回転する．
　このとき，制御ばねによる制動トルク τ_c が反対方向に動き，平衡した位置で指針が静止する．指針の振れは電流

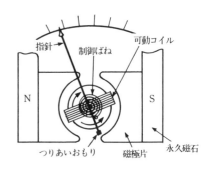

図10·1　可動コイル形

に比例するため,目盛りは平等目盛りになる.

【例題 10-1】 可動コイル形計器を使用して図 10·2 のような単相全波整流の電流を測定すると,指示値はいくらになるか.

【解】 可動コイル形計器の指示値は平均値であるので $\frac{2}{\pi}I_m \fallingdotseq 0.63I_m$ [A] を指示する.

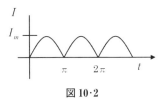

図 10·2

【例題 10-2】 最大定格値が 30mA,1.0 級の電流計で計測したところ,20mA を示した.許容される指示値の範囲はいくらか.

【解】 1.0 級は最大定格値の ±1.0% の誤差がある.

$30 \times 0.01 = 0.3$

∴20±0.3 より 19.7〜20.3[mA]

10·1·2 可動鉄片形計器

固定コイルに電流を流し,コイル中の鉄片を磁化すると固定鉄片と可動鉄片の間に生じる吸引力または反発力によってトルクが生じる.このトルクは電流の 2 乗に比例するため指示値は実効値となり,目盛りは不等分目盛りになる(図 10·3).

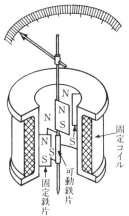

図 10·3 可動鉄片形計器

10·1·3 電流力計形計器

図 10·4 に示すように,固定コイルの中に可動コイルを入れ,両方のコイルに測定する電流を流す.固定コイルに流れる電流によって可動コイルに磁界が作用し,電磁力が生じる.これが可動コイルにトルクとして働き,指針が振れる.この計器は鉄心を持たないので交流,直流で同一の指示値を示す.

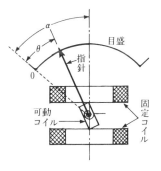

図 10·4 電流力計形計器

10・1・4　整流形計器

4個の整流器と可動コイル形計器を組み合わせて交流を測定する．交流計器の中では感度が高く，周波数の影響が少ない．指針は平均値で作用するが，交流の実効値を測定するために作られているので，整流形計器（図10・5）は正弦波交流の実行値 I[A] で目盛られている．従って，指示値と平均値 I_a[A] との関係は次のようになる．

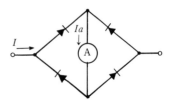

図10・5　整流形計器

$$I_a = \frac{2}{\pi}I_m = \frac{2\sqrt{2}}{\pi}I \fallingdotseq 0.9I [\mathrm{A}]$$

つまり，指示値 $I = \frac{1}{0.9}I_a = 1.11 I_a$ となる．しかし，波形により正しい実行値を示さない場合がある．

【例題 10-3】　整流形計器を使用して方形波信号を測定すると，指針の指示誤差は約何％あると考えられるか．

【解】　交流方形波は最大値＝実行値＝平均値である．実行値 I_r の交流方形波の平均値は I_r であるため，上式より指示値は $1.11 I_r$ となり，実際の実行値より11％大きくなる．

10・2　電圧，電流測定

10・2・1　電流の測定

直流電流の測定には，可動コイル形計器が広く使用されている．計器は回路に直列に接続して測定するが，定格値より大きい電流は分流器を並列に接続して測定する．分流器の抵抗値を変えることによって測定範囲を変えることができる．
図 10・6 において，電流計に流れる電流

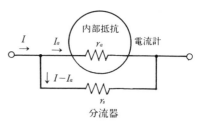

図10・6　分流器

I_a と測定電流 I との間には次式が成立する.

$$I_a \cdot r_a = (I - I_a) \cdot r_s \tag{10·1}$$

$$\therefore \quad I = \left(1 + \frac{r_a}{r_S}\right) I_a = m \cdot I_a$$

ただし，$m = \dfrac{I}{I_a} = \left(1 + \dfrac{r_a}{r_S}\right)$

が得られる．m を分流器の倍率といい，電流計に流れる電流 I_a の m 倍が測定電流 I の値になる．

交流電流の測定には，可動鉄片形，電流力計形などが使用される．誘導形は配電盤用，熱電形は高周波電流用に使用される．

【例題 10-4】 最大目盛りが 10mA，内部抵抗 9Ω の電流計を使って 100mA まで測定したい．分流器の抵抗値はいくらにすればよいか．

【解】 電流計が最大指示値を示すときの電圧値は
$9 \times 10 \times 10^{-3}$[V] である.
分流器に流す電流は $100 - 10 = 90$[mA] であるから,

$$R = \frac{9 \times 10 \times 10^{-3}}{90 \times 10^{-3}} = 1[\Omega]$$

10·2·2 電圧の測定

直流電圧の測定には，可動コイル形計器が広く使用されている．計器は回路に並列に接続して測定するが，測定範囲を拡大させるために倍率器を直列に接続して測定する．

図 10·7 において，倍率器を流れる電流と内部抵抗を流れる電流は等しいため次式が成立する．

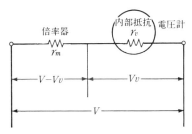

図 10·7 倍率器

$$I = \frac{V - V_v}{r_m} = \frac{V_v}{r_v}$$

第 10 章 電気電子計測

$$\therefore \quad V = \left(1 + \frac{r_m}{r_v}\right) V_v = n V_v \tag{10·2}$$

$$\text{ただし} \quad n = \frac{V}{V_v} = \left(1 + \frac{r_m}{r_v}\right)$$

が得られる．n を倍率器の倍率といい，電圧計に加わる電圧 V_v の n 倍が測定電圧 V の値になる．

交流電圧の測定には，可動鉄片形，電流力計形などが使用される．整流形は小電圧に使用されるが，温度特性が悪く波形の影響を受ける．

【例題 10-5】 最大目盛 10[V]，内部抵抗 10[kΩ] の電圧計を使って 100[V] まで測定したい．倍率器の抵抗 r_m を求めなさい．

【解】 倍率器に流れる電流は

$$\frac{10}{10 \times 10^{-3}} = 1 \times 10^{-3} [\text{A}]$$

この電流が r_m に流れる．

r_m 両端の電圧は $100 - 10 = 90[\text{V}]$

$$\therefore \quad r_m = \frac{90}{1 \times 10^{-3}} = 90[\text{k}\Omega]$$

10·3 センサ

電気以外の量，たとえば温度，超音波，放射線，磁気などを正確に測定する場合，センサを用いて電気的な量に変換する必要がある．得られた電気量は，微小なものは増幅することにより精密に測定することができ，さらに電子計算機によって高速に処理することが可能になる．

10·3·1 温度センサ

(1) サーミスタ

抵抗体の抵抗値が温度によって変化する素子である．図 10·8 に示すように，温度上昇とともに抵抗値が減少する負特性（NTC）サーミスタと，抵抗値が

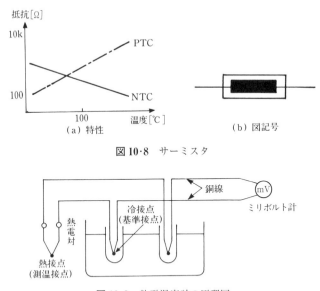

図10·8 サーミスタ

図10·9 熱電温度計の原理図

増加する正特性（PTC）サーミスタがある．

(2) 熱電対

異なる2種の金属を接続し，熱接点(側温接点)と冷接点(基準接点)の間に異なる温度を与えると，熱起電力が発生（ゼーベック効果）することを利用している．（図10·9）

熱電対は，ゼーベック効果を利用して温度を電圧に変換する素子である．

10·3·2 光センサ

(1) ホトダイオード

pn半導体の接合部に光を照射すると，電子と正孔が発生し，電源の電界作用により回路に光電流が流れる．一定波長の光を照射した場合，出力電流は光の強さに比例する．これは光電池として使用でき，感度がよく応答が速いなどの特徴がある．（図10·10）

(2) ホトトランジスタ，ホトカプラ

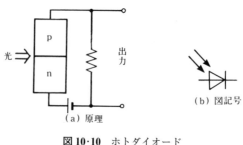

図 10·10　ホトダイオード

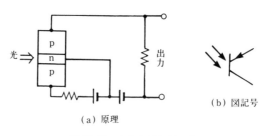

図 10·11　ホトトランジスタ

　ホトトランジスタのベース領域に光を照射すると，発生した電子と正孔はベースからコレクタへ移動し，増幅した信号が得られる．ホトダイオードより光感度は高いが，応答速度はダイオードに比べて遅い（図 10·11）

　ホトカプラは，図 10·12 のように発光ダイオード（LED）とホトトランジスタを組み合わせたものである．発光側と受光側は電気的に完全に分離されており，入力の電気信号を光信号に変換し，さらに電気信号に戻して伝送する素子である．

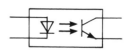

図 10·12　ホトカプラ

10·3·3　超音波センサ

　医療で使用される超音波診断装置は探触子（プローブ）から 2〜10MHz の超音波を放出させ，反射により戻ってきたものをプローブで受信する．（図 10·13）．超音波は圧電素子（チタン酸ジルコン酸鉛セラミックなど）に 2〜10MHz の電気信号を印加すると機械的応力が生じ，圧電効果（ピエゾ効

果）により発生する．反射により戻ってきた超音波の受信は，逆の効果により電気信号に変換する．

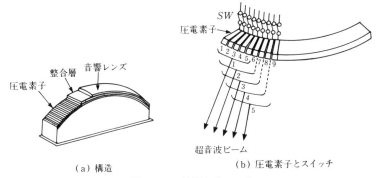

(a) 構造　　　　　　　　(b) 圧電素子とスイッチ

図 10・13　超音波プローブ

10・3・4　放射線センサ
(1) 電離作用を利用したセンサ
(a) ガイガーミュラー計数管（GM カウンタ）

放射線による気体中の電離現象を利用するものである．電離イオンを放電させ，パルス数をカウントする．

図 10・14 に示すように，円筒形の陰極と中心軸の陽極電極との間に，千数百ボルトの高電圧を加える．内部には電離気体としてアルゴンやハロゲンガスを封入する．

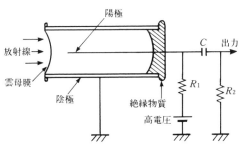

図 10・14　GM カウンタ

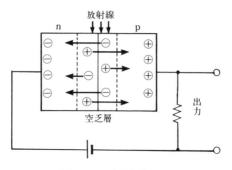

図 10·15 半導体検出器

放射線が入射すると，ガスが電離され放電が起こる．放電は持続しようとするが，ハロゲンガスの電離によって生じた正イオンが陽極の周囲に層をつくるため放電が停止する．これを次々に繰り返すことにより，入射放射線の放電を行う．放電電流によって抵抗 R_1 の端子間にパルスが発生し，コンデンサ C，抵抗 R_2 を通過した後，増幅を行う．

GM カウンタは主に β 線の検出器として使用される．

(2) 半導体検出器

放射線による固体中の電離現象を利用するものである．(図 10·15)

半導体の pn 接合に逆方向電圧を加えて空乏層をつくる．この空乏層に放射線が入射すると電離現象が生じ，電子と正孔の対が生じる．逆方向電圧の電界によって，電子は n 形の方向へ，正孔は p 形の方向へ移動することにより，パルス電流が流れる．パルス電流の波高値と放射線エネルギーが比例することにより，放射線のエネルギーを測定することができる．

10·3·5 蛍光作用を利用したセンサ

(1) シンチレーション計数器

放射線をある種の物質に入射すると，蛍光（シンチレーション）が発生する．

この光を増幅してパルス電流をつくり，カウントする．(図 10·16)

10・3 センサ

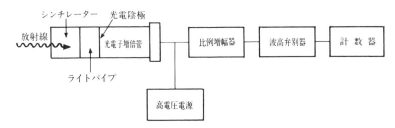

図 10・16 シンチレーション計数器

放射線がシンチレータ（蛍光体）に入射すると，活性化物質の原子が励起状態から基底状態に戻る際に光子を放出する．この光子を光電子増倍管で光電子に変換し，10^5〜10^7 倍に増幅する．パルス電流に変換された信号は蛍光量に比例するため，波高分析器を用いることにより，パルス分布の測定を行うことができる．シンチレータの種類を変えることにより，種々の放射線を測定することができる．NaI(Tl), CsI(Tl) は γ 線，ZnS(Ag) は α 線の測定に使用される．

(2) イメージインテンシファイア（I.I：蛍光輝度増倍管）

X 線像を可視像に変換する装置である．被検体通過後の X 線を蛍光物質に入射し，光電子に変換する．光電陰極，フォーカス電極で収束を行い，出力蛍光面で可視光に変換する．これを撮像管に入力して電気信号に変換し，CRT

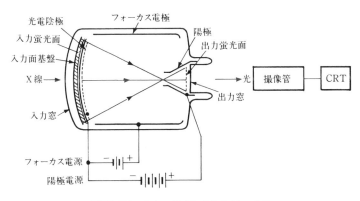

図 10・17 イメージインテンシファイア

第10章　電気電子計測

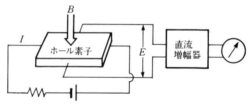

図10·18　ホール効果

（ブラウン管）で観察する．（図10·17）

10·3·6　磁気センサ
(1) ホール素子

磁束密度を電圧信号に変換する素子である．図10·18に示すように，半導体に電流I[A]と磁束密度B[T]を互いに直角な方向に加えると，両方に直角な方向に起電力E[V]が発生する．この現象をホール効果といい，電圧E[V]は磁束密度B[T]に比例する．

(2) SQUID 磁束計

超電導量子干渉素子（SQUID）を使用した超高感度の磁束計である．図10·19に示すように超電導リング内にジョセフソン接合を入れ，外部から磁界Bを加える．超電導リングには，磁界Bを打ち消す電流Iが流れる．超電導リングは抵抗が零であるので，電圧は発生しないが，ジョセフソン接合の細かい部分に微小の超電導電流が流れると超電導状態が崩れて常電導となり，この部分に電圧が発生する．この電圧を取り出して増幅することにより，微弱な磁界を計測することができ

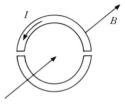

図10·19　超伝導リングとジョセフソン結合

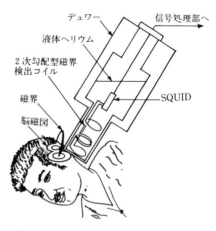

図10·20　SQUID磁束計による脳磁界計測

る.

　SQUID磁束計は医用応用として生体から発生する磁界の計測に使用される.肺,心臓,眼球,脳などから発生する微弱な磁界を測定することによって病気の診断を行う研究が行われている.（図10·20）

10·4　画像出力装置

　画像出力装置は,電気信号を光信号に変換・制御したものを可視情報として認識を行う装置である.

　ブラウン管を使用したCRTは最も歴史が古い.現在広く使用されている液晶を使用したLCDは,パーソナルコンピュータなどに使用され,プラズマ放電を使用したPDPは,大画面の壁かけテレビとして今後の普及が期待されている.

10·4·1　CRT（Cathode ray tube）

　ブラウン管の蛍光面に赤(R),緑(G),青(B)の発光蛍光体を置き,これに電子ビームを入射し発光させる.（図10·21）.光の明度は電子ビームの強さで行ない,画像形成は,偏向ヨークによって電子線を走査させることによって行なう.

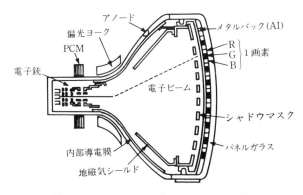

図10·21　カラーCRT（シャドウマスク式）

第10章　電気電子計測

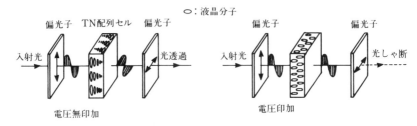

図10・22　TN形ディスプレイ方式

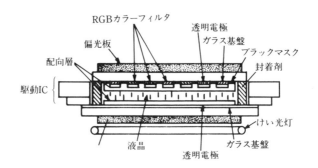

図10・23　LCDの断面構造

10・4・2　LCD（liquid crystal display）

　液晶とは，ある温度範囲で形状は液体において，性質は複屈折性を示す物質のことである．

　液晶ディスプレイの原理は，液晶を通過した光をR，G，Bカラーフィルタ入射し発光させる．このとき液晶セルに電圧信号を印加し，通過する光の変調を行う．図10・22は2枚の透明電極間に分子配列が90°ねじれたネマティック液晶を置いたTN方式である．偏光子が直交形の場合，電圧無印加のとき光を通過し，電圧を印加すると光を遮断する．平行偏光子の場合，光の透過と遮断の関係は逆になる．

　RGBフィルタに入力する光の明るさは液晶で行い，制御は薄膜トランジスタ（thin film transistor）で行うTFT方式が多く用いられている．TFT

216

は各画素ごとに配置され，スイッチ素子として働き，画面上で色相，彩度，明度の制御を行う．（図 10·23）

10·4·3　PDP（plasma display panel）

プラズマディスプレイは，気体の放電現象を利用して R，G，B の蛍光体を発光させる．

図 10·24 に発光を行う放電セルの構造，図 10·25 にパネル構造を示す．各放電セルでは，放電により発光した紫外線がセル内に塗布した蛍光体を励起し，可視光を発生させる．明るさの制御は，印加するパルス強度を一定にし，放電の回数により行なう．PDP はハイビジョン（HDTV）用，マルチメディア用と

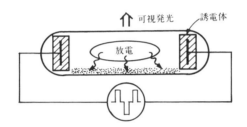

図 10·24　PDP 用放電セルの構造

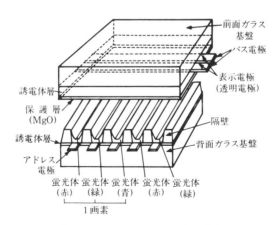

図 10·25　カラー PDP のパネル構造

して，とくに大画面表示用ディスプレイへの適用が期待されている．（図10・25）

[章末問題]

1. 図10・26の回路において，電流計 A_1 の読みは16[A]，A_2 の読みは28[A]であった．分流器の抵抗が0.05Ωのとき，A_1 の内部抵抗 r_a はいくらになるか．

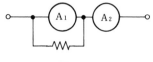

図10・26

2. ある電流を可動コイル形計器で測定すると10Aが得られ，可動鉄片形計器で測定すると14.1Aが得られた．この電流波形の一例を図示しなさい．

3. 電圧計である電源を測定したところ，100Vを示した．次に，10kΩの抵抗を電圧計に直列に接続し，同一の電源を測定したところ80Vを示した．電圧計の内部抵抗 r_v を求めよ．

4. 直流150[V]用の電圧計（内部抵抗30[kΩ]）と直流300[V]用の電圧計（内部抵抗50[kΩ]）を直列に接続して，直流電圧300[V]を加えた．両電圧計の指示はそれぞれいくらか．

◇章末問題の解答◇

1. (10・1)式により，$28 = 16\left(1 + \dfrac{r_a}{0.05}\right)$

  $\therefore\ r_a = 0.0375[\Omega]$

2. $\dfrac{実効値}{平均値} = \dfrac{14.1}{10} = 1.41$（波形率）

  波形率が1.41になる整流波形には方形波形がある．（図10・27）

3. 10kΩの両端の電圧は $100 - 80 = 20[V]$

  10kΩを流れる電流は $\dfrac{20V}{10k\Omega} = 2 \times 10^{-3}[A]$

  この電流が r_v を流れるので

  $r_v = \dfrac{80V}{2 \times 10^{-3}A} = 40[k\Omega]$

章末問題の解答

4. $I = \dfrac{300}{30 \times 10^3 + 50 \times 10^3} = 3.75 \times 10^{-3}[\mathrm{A}]$

$V_{150} = 3.75 \times 10^{-3} \times 30 \times 10^3 = 112.5[\mathrm{V}]$

$V_{300} = 3.75 \times 10^{-3} \times 50 \times 10^3 = 187.5[\mathrm{V}]$

第 11 章　医用画像情報の基礎

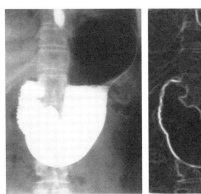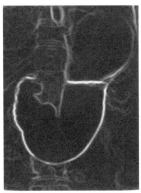

エッジ検出フィルタ

第11章 医用画像情報の基礎

11・1 情報の表現

近年の情報関連機器の急速な発展により，殆ど全ての情報が電子化され，ネットワーク上を伝達されるようになった．医療に関しても平成11年の通達を機に電子化保存が法的に可能となり，ディジタル画像機器の普及と相俟って，全ての医療情報のディジタル化が進んでいる．この背景を基に，ここでは，コンピュータ内及びネットワーク上での数のデータの表現方法について述べる．

11・1・1 数の表現

(1) 位取り記数法と10進数

日常使われる数字は10進数を用いて表現される．例えば，「245.37」と書けば，

$$245.37 = \underline{2} \times 10^2 + \underline{4} \times 10^1 + \underline{5} \times 10^0 + \underline{3} \times 10^{-1} + \underline{7} \times 10^{-2}$$
$$= 200 + 40 + 5 + 0.3 + 0.07 \tag{11・1}$$

を意味し，「にひゃく，よんじゅう，ご，てん，さんなな」と読む．このように，10を「基数(radix)」とし，その指数乗に相当する桁の数字を順番に記載する表現方法を一般的に「位取り記数法」という．正確には，$(245.37)_{10}$ または $(245.37)_d$ と書き，10進数(d：decimal)であることを示す．

(2) 2進数(binary)

コンピュータ内部やネットワーク上を伝達される信号の処理には電子回路を用いるため，電圧の高低を情報の手段とすることが適している．通常，電圧の高("H"：High)と低("L"：Low)を高("1")と低("0")で表現し，それぞれの状態のことを「論理」という．この論理"1"や論理"0"を表す最小単位のことをビット(bit：binary digit)といい，1ビット(1桁)で2つの状態(0と1)を表現できる．

この2進数の表記法は1)で述べた位取り記数法と同様に，2を基数として，

$$(1011.01)_2 = 1 \times 2^3 + 0 \times 2^2 + 1 \times 2^1 + 1 \times 2^0 + 0 \times 2^{-1} + 1 \times 2^{-2} \tag{11・2}$$

と書き，「いち，ぜろ，いち，いち，てん，ぜろ，いち」と読む．また，$(1011.01)_2$ を $(1011.01)_b$ と書くこともある．（b：binary）

(3) 情報の単位と 8 進数，16 進数

2 進数である論理（0 と 1）を並べてビット数を増やすことで，より多くの情報の表現が可能となる．2 桁あれば（00, 01, 10, 11），3 桁では（000, 001, 010, 011, 100, 101, 110, 111）となり，n 桁あれば，2^n 種類の表現が可能となる．しかし，桁数が増えると扱いにくいため，コンピュータ内部では，最小のビット単位ではなく，整数部では下位桁から（小数部では上位桁から）3 ビットもしくは 4 ビットずつ区切って 1 桁にまとめて並べた 8 進数または 16 進数が使われる．詳細は基数変換（11・1・2）の項を参照のこと．

8 進数（octal）   ：   000〜111 =   0〜7

16 進数（hexadecimal） ：   0000〜1111＝   0〜9，A〜F

                    （10 から 15 までをアルファベット A から F で表す）

また，表記法は (1) の位取り記数法と同様である．

$$(674.21)_8 = (674.21)_o \qquad\qquad (\text{o：octal，基数} = 8)$$

$$= 6 \times 8^2 + 7 \times 8^1 + 4 \times 8^0 + 2 \times 8^{-1} + 1 \times 8^{-2} \qquad (11 \cdot 3)$$

と書き，「ろく，なな，よん，てん，に，いち」と読む．

$$(9B2.F7)_{16} = (9B2.F7)_h \qquad\qquad (\text{h：hexadecimal，基数} = 16)$$

$$= 9 \times 16^2 + B \times 16^1 + 2 \times 16^0 + F \times 16^{-1} + 7 \times 16^{-2} \qquad (11 \cdot 4)$$

と書き，「きゅう，びー，に，てん，えふ，なな」と読む．

(4) 2 進数の語長と符号化

実際の電子回路上で情報表現の手段となる 2 進数を前提としたとき，同時に複数のビット（桁）に対する演算が実行できるようになっている．扱う 2 進数のビット数（桁数）のことを「語長」といい，最も左側のビットを「MSB(Most Significant Bit)」，最も右側のビットを「LSB(Least Significant Bit)」という．

符号は 10 進数の場合，通常「＋」「－」を絶対値の前に付けて表す．2 進数の場合は，「2 の補数」という概念を使い表現する．ここで 2 の補数とは，元の

第 11 章　医用画像情報の基礎

数に対して加算すると，決められた語長の範囲に限って「0」になるような数をいう．10 進数で考えると，元の数「+909」に「+91」を加えると「+1000」となる．つまり，語長を 3 桁とすれば「000」になるため，+909 の負数を +91 と定義できる．語長 8 ビットでの例を示す．

$$82_d = \underline{01010010}_b \ \Rightarrow \ 10101101_b \ \Rightarrow \ \underline{10101110}_b$$

　　　　　　① ［1，0 を反転］　　　［1 を加算］　　②（2 の補数）

　①＋②　　01010010　　（82$_d$）

　　　　＋）10101110　　（−82$_d$ に相当）

　　　　100000000　→　8 桁に限れば 0 となる．

　以上から，MSB は符号を表すビットとし，0 が正数，1 が負数を示す．つまり，正数の絶対値は 1 ビット少ない桁数で表現できる範囲に限られ，負数は正数に比べて 1 だけ大きい絶対値を表現できる．

【例題 11-1】　語長 8 ビットのとき，以下の 2 進数の負数を表現しなさい．

　1)　10010

　2)　100111

【解】　1)　10010 →[0 を追加し 8 ビットへ] →00010010 →[0,1 を反転] →
　　　　11101101 →[1 を加算] →11101110

　　　2)　100111 →[0 を追加し 8 ビットへ] →00100111 →[0,1 を反転] →
　　　　11011000 →[1 を加算] →11011001

11·1·2　基数変換

　数の表現法である「位取り記数法」で使われる「基数」を変更し，別の進数に変えることを「基数変換」という．ここでは上記で扱った 2，8，10，16 進数間での変換を考える．ただ，これに限らず同じ方法でどのような基数であっても変換は可能である．（図 11·1）

（1）10 進数からの基数変換

　2 進数への変換を例にして説明する．変換したい 10 進数を変換する基数 2 で割った商と余りを書く．商に対して同じ操作を繰り返し，商が 0 になるまで

224

11·1 情報の表現

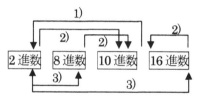

図 11·1 各進数間の変換（数字は下記項目番号に対応）

行い，余りを並べた数が 2 進数である．

```
  2) 27
  2) 13  -1      27_d の 2 進数は  11011_b となる．
  2)  6  -1
  2)  3  -0
  2)  1  -1
  2)  0  -1
```

小数部は，上記と逆に 2 を掛けていき，整数部に桁上がりした数を並べて求める．

```
  0.6875
×      2
─────────
  1.3750  - 1    0.6875_d の 2 進数は 0.1011_b となる．
  0.3750         （小数部のみ残す）
×      2         小数部の数によっては桁数が無限となる場合もある．
  0.7500  - 0    この場合は，有限の桁数で打ち切る必要がある．
×      2
  1.5000  - 1
  0.5000         （小数部のみ残す）
×      2
  1.0000  - 1
```

このように，10 進数からの基数変換は，変換後の基数で上記と同様の操作によって求めることができる．つまり，8 進数への変換は「8」，16 進数への変換は「16」での除算，乗算の繰り返しとなる．

225

第 11 章　医用画像情報の基礎

(2) 10 進数への基数変換

2 進数，8 進数，16 進数の数を 10 進数に戻す場合，位取り記数法で表記される式をそのまま計算すればよい．例えば（式 11-2）の場合，

$$8+0+2+1+0+0.25$$

$$=11.25_{d}$$

となる．

(3) 2 進数 ⇔ 8 進数，16 進数

10 進数を経由すれば，前出の 1)2) で全ての進数間での変換が可能である．しかし，8 進数，16 進数の表現で説明したように，2 進数の整数部を下位桁から（小数部では上位桁から）3 もしくは 4 ビットずつ区切って 1 桁にまとめて並べると 8 進数または 16 進数への変換が容易に可能となる．変換する方向は可逆であるため，相互の変換が可能である．

　（例）　213.85_{d}　＝　$11010101.110110011\cdots_{b}$

　　（8 進数へ変換）<u>011</u> <u>010</u> <u>101.110</u> <u>110</u> <u>011</u>$_{b}$　（進数）

　　　　　　　　↓↓　↓　　↓　　↓　　↓　　　　↑逆も可能

　　　　　　　（ 3 2　　5 . 6　　6　　3 ）$_{o}$（8 進数）

　（16 進数へ変換）<u>1101</u> <u>0101.1101</u> <u>1001</u> <u>1000</u>$_{b}$　（2 進数）

　　　　　　　　　↓　　↓　　↓　　↓　　↓　　　　↑逆も可能

　　　　　　　（ D　　5 . D　　9　　8 ）$_{h}$　（16 進数）

226

11·1　情報の表現

表 11·1　10 進数と補数による負数の表現及び語長による表現範囲例

10進数	2進数(8ビット符号) [16進数表記]		16ビット符号 ＝16進数表記
・・・	↑		↑
32768			定義不可能
32767			7FFF
・・・			・・・
128	定義不可能		0100
127	01111111	[7F]	007F
・・・	・・・		・・・
10	00001010	[0A]	000A
9	00001001	[09]	0009
8	00001000	[08]	0008
7	00000111	[07]	0007
6	00000110	[06]	0006
5	00000101	[05]	0005
4	00000100	[04]	0004
3	00000011	[03]	0003
2	00000010	[02]	0002
1	00000001	[01]	0001
0	00000000	[00]	0000
−1	11111111	[FF]	FFFF
−2	11111110	[FE]	FFFE
−3	11111101	[FD]	FFFD
−4	11111100	[FC]	FFFC
−5	11111011	[FB]	FFFB
−6	11111010	[FA]	FFFA
−7	11111001	[F9]	FFF9
−8	11111000	[F8]	FFF8
−9	11110111	[F7]	FFF7
−10	11110110	[F6]	FFF6
・・・	・・・		・・・
−127	10000001	[81]	FF81
−128	10000000	[80]	FF80
−129	定義不可能		FF7F
・・・			・・・
−32767			8001
−32768			8000
−32769			定義不可能
・・・	↓		↓

第 11 章　医用画像情報の基礎

【例題 11-2】　基数変換をしなさい.

1) $(111.375)_{10}$→2進数へ

2) $(111.375)_{10}$→16進数へ

3) $(01111110)_2$→16進数へ

4) $(10101110)_2$→10進数へ

5) $(580)_{10}$　→8進数へ

【解】

1) 整数部は, 1101111. 小数部は, 0.011. つまり, 1101111.011

2) 整数部は, 16 で割ってもよい. ここでは上記 1) の 2 進数を利用し, LSB 側から 4 桁ずつ分け, 16 進数へ変換する (0110 1111→6F). 小数部は

MSB 側から 4 桁に区切り, 16 進数へ変換して結合する (0110 →6).
正解は, $(6F.6)_{16}$.

3) LSB 側から 4 桁ずつ分け, 16 進数へ変換する. (0111 1110) →7E

4) $1\times2^7+0\times2^6+1\times2^5+0\times2^4+1\times2^3+1\times2^2+1\times2^1+0\times2^0=(174)_{10}$

5) 8 で割り商を並べる. もしくは, 2 進数に変換し, LSB 側から 3 桁ずつ分け, 10 進数に変換する. 580_{10} の 2 進数は, 1001000100. 正解は, $(1104)_8$.

練習問題 1 　基数変換しなさい

$(CA)_{16}$→　2 進数へ

練習問題 2 　$(58.6875)_{10}$　→2 進数へ

11・2　論理回路

11・2・1　命題

1 つの文章で表わした主張を命題という. 例をあげると次のような文章は命題である.

11・2 論理回路

　　　季節は春である.

　　　花が咲いている.

　この命題はある事象を主張している. それは真か偽かのいずれかであり, 真
であり偽であるということはない.

　また, 論理回路やスイッチ回路に応対できるので, まずここからはじめる.

(1) AND, そして

　2つの命題

　　　季節は春である.

　　　花が咲いている.

を,「季節は春である」そして「花が咲いている」と, そしてという接続詞で結
びつけることができる.

　この場合は,「季節は春である」ということと「花が咲いている」というこ
との両方が同時に真であることを表わしている.

　このように, 2つの命題を p, q で表わし,「そして」で結んだ

　　　p そして q

を p と q の AND といい, 記号で

　　　$p \wedge q$

で表わす.

(2) OR, または

　2つの命題

　　　季節は春である.

　　　花が咲いている.

を,「季節は春である」か, または「花が咲いている」と, またはという接続
詞で結びつけることができる.

　これは「季節は春である」ということと,「花が咲いている」ということの
どれか一方が真であることを表わしている.

　このように, 2つの命題 p, q を「または」で結んだ

　　　p または q

を, p と q の OR といい, 記号で

229

第 11 章　医用画像情報の基礎

　　　p∨q

で表わす．そして，次の 3 つの場合のどれかになることを示している．

　　　p が真であり，q が真である．

　　　p が真であり，q が偽である．

　　　p が偽であり，q が真である．

（3）NOT, 否定

1 つの命題

　　　季節は春である

を否定することができる．「季節は春でない」という命題を示すことができる．

　これは「季節は春である」ということが偽であることを表わしている．

　こうして命題 p の否定

　　　p でない

を

　　　～p

で表わす．

　この 3 つの「または」「そして」「でない」を組み合わせた命題も合成することができる．1 つの例をあげると，

　「季節は春である」そして「花は咲いていない」は記号で

　　　p∧～q

と表わすことができる．

11・2・2　真理表

　2 つの命題 p，q に対して

　　　p∧q

　　　p∨q

　　　～p

の 3 つを作ってきた．これらを真か偽かにより表に表わすことを考えてみる．

　p，q が真か偽かにより，次の組み合わせが起きる．

　　　p が真であり，q が真である．

230

11·2　論理回路

　p が真であり，q が偽である．
　p が偽であり，q が真である．
　p が偽であり，q が偽である．
真を 1 で表わし，偽を 0 で表わすことにすれば

表 11·2

p	q
1	1
1	0
0	1
0	0

　となる．表 11·2 によって，p∧q, p∨q, ～p がどのように表わされている
か考えてみよう．
　(1) p∧q
p∧q は p，q が同時に真のときのみ真であるから，

表 11·3

p	q	p∧q
1	1	1
1	0	0
0	1	0
0	0	0

表 11·3 を，p∧q の真理表という．
　(2) p∨q
　p∨q は p，q のどちらかが真のとき真であることを表わしているので，真
理表は表 11·4 となる．

231

第 11 章　医用画像情報の基礎

表 11·4

p	q	p∧q
1	1	1
1	0	1
0	1	1
0	0	0

(3)～p

～p は p が真のとき偽であり，偽のとき真であるから真理表は表 11·5 となる．

表 11·5

p	～p
1	0
0	1

【例題 11-3】　～p∨～q の真理表を作りなさい．

【解】　真理表の作り方を表 11·6 に示している．

表 11·6

p	q	～p	～q	～p∨～q
1	1	0	0	0
1	0	0	1	1
0	1	1	0	1
0	0	1	1	1

練習問題3　次の真理表を作りなさい．

(1) ～（p∧q）　　　　　(4) p∨（p∨～q）

(2) ～（p∨q）　　　　　(5) p∧（～q）

(3) （p∨q）∨（～p）

11·2 論理回路

11·2·3 スイッチ回路

スイッチ回路は，回路 XY の間にいくつかのスイッチを組み込んだ配線をいう．これまでの命題や合成命題が真か偽かを真理表によって判定してきた．すなわち，AND，OR，NOT を組み合わせ，真であれば電流が流れ，偽であれば電流は流れないということに対応させる．こうすれば 1 か 0 になる真理表と同じものができる．

(1) 直列

X, Y 間に直列に 2 つのスイッチ P, Q がある場合（図 11·2），P, Q の両方が閉じていると電流が流れる．P, Q のどちらか，または両方とも開いているときは電流は流れない．すなわち，$P \wedge Q$ が真のとき電流が流れる．

$$X \longrightarrow P \longrightarrow Q \longrightarrow Y$$

図 11·2

(2) 並列

X, Y 間に並列に 2 つのスイッチ P, Q がある場合（図 11·3），P, Q のどちらかまたは両方とも閉じていれば電流が流れる．すなわち $P \vee Q$ が真のとき電流が流れる．

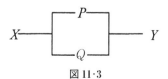

図 11·3

(3) 逆

X, Y 間に P' のスイッチがある．P' はスイッチを入れると電流が流れなくなり，スイッチが切れると電流が流れるという回路である．（図 11·4）すなわち，～p が真である．

$$X \longrightarrow P' \longrightarrow Y$$

図 11·4

第11章 医用画像情報の基礎

【例題 11-4】 図 11・5 のような回路の記号と真理表を作りなさい．

$$X \text{———} P' \text{———} Q \text{———} Y$$

図 11・5

【解】 記号で表わせば $\sim P \wedge Q$ であり，真理表は表 11・7 となる．

表 11・7

P	Q	$\sim P$	Q	$\sim P \wedge Q$
1	1	0	1	0
1	0	0	0	0
0	1	1	1	1
0	0	1	0	0

練習問題 4　図11・6に示すスイッチ回路の論理式を求めなさい．

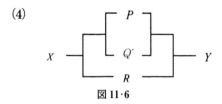

図 11・6

11・2・4 集合
　自然数 1, 2, 3, …n を考える．このように"自然数である"というような判定基準が与えられている対象の集まりを集合といい，これに属する 2, 5, 9 などは自然数の集合を作っている元素という．すなわち，個々の元素より作られている集まりは集合となる．全体の集合を全体集合 I，その一部分の集合を部分集合 A（図 11・7）といい，集合の特殊な場合としてただ 1 つの元素からなる集合を単位集合 E，1 つも元素を持たない集合を空集合 O と定義する．

A：部分集合
I：全体集合

図 11・7

　(1) 2 つの集合 A と B があり，このどちらかに含まれる元素を A と B の合併または結びといい，

　　　　A∪B

で表わす．（図 11・8）

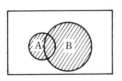

図 11・8　A∪B

この定義から，次のことがわかる．
1. A∪B＝B∪A　　　　　　　交換法則
2. (A∪B)∪C＝A∪(B∪C)　　結合法則

　(2) 同じようにして 2 つの集合 A，B があり，両方どちらにも含まれる元素の集合を　A∩B　で表わし，交わりという（図 11・9）．

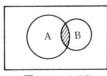

図 11・9　A∩B

これらの定義から次のことがわかる．
1. A∩B=B∩A　　　　　　　交換法則
2. (A∩B)∩C=A∩(B∩C)　　結合法則

【例題 11-5】　A∩(B∪C)=(A∩B)∪(A∩C) を説明せよ．

【解】　図 11·10 のように説明してゆく．

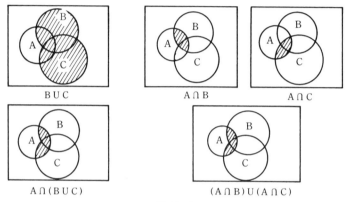

図 11·10

（3）また，全体集合 I があり，その中の部分集合 A をとる．この時，全体集合 I に含まれ，部分集合 A に含まれない元素の集まりを I に関する A の補集合といい，記号で

A′, $\overline{A}$

と表わす（図 11·11）．

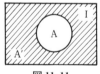

図 11·11

|練習問題 5|　A∪(B∩C)=(A∪B)∩(A∪C) を証明しなさい．

【例題 11-6】　(A∪B)′=A′∩B′

【解】 図 11·12 のように説明する.

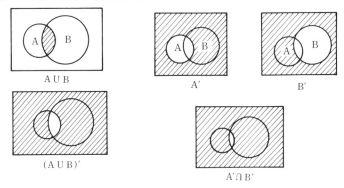

図 11·12

|練習問題 6| $(A\cap B)' = A'\cup B'$ を証明しなさい.
|練習問題 7| $(A'\cap B) = (A\cup B')'$ を証明しなさい.

11·3 コンピュータの基礎

　全世界的な社会基盤において，あらゆる情報の電子化が進んでいる．医療情報に関してもこの流れに追従する形で，急速にデジタルデータを介した情報交換・保管・利用が一般的となってきた．ここでは，これらのインフラストラクチャ（社会基盤）を構成するツールとなるコンピュータとネットワークについて概説する．

11·3·1 コンピュータ

　コンピュータは，本体としてのハードウエアと目的に応じて動作させるためのソフトウエア（プログラム）から成り立っている．人間でいえば，人体構造そのものが「本体（ハードウエア）」であり，生命を維持するために元から備えている諸代謝機能や生活の中で身につけていく知識などが「本体に与える命令群（ソフトウエア）」に相当する．

第 11 章　医用画像情報の基礎

(1) ハードウエア構成

　ハードウエアは（図 11・13）のように，5 大機能（入力，出力，記憶，演算，制御）から成立する．演算機能と制御機能は一体化して中央処理装置（CPU: Central Processing Unit）を構成する．（図 11・14）キーボードを始めとする入力装置から取り込まれたデータは記憶装置に保存され，演算装置で処理され

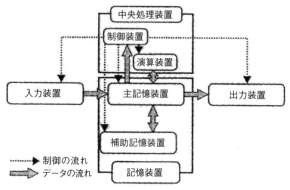

図 11・13　コンピュータ　5 大機能
診療放射線　国家試験対策全科（改訂 9 版）より

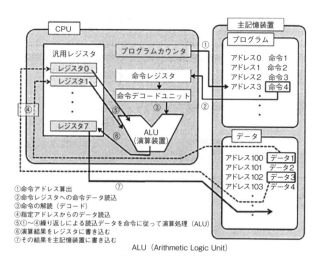

図 11・14　CPU コア開発の変遷と方向性　日経 PC より一部引用

た後にディスプレイモニタなどの出力装置へ表示される. 制御装置はこれらの各機能が効率よく動作するように相互コントロールする役割を持つ.

(a) 制御装置

命令を解読して処理を実行させる機能(命令制御), 複数の処理をコントロールしてCPUの効率的な利用を推進する機能(割り込み制御)がある. CPUは基本単位時間(クロックサイクルタイム)ごとに処理を実行するが, 通常はその逆数をとった動作(クロック)周波数として表す. これはCPUの処理性能を表す指標となるが, ポラックの法則(性能 $\propto \sqrt{面積}$)による限界があるため, 命令を並行して処理するパイプライン方式や複数のCPUを同時に動作させるマルチコア化へと開発の方向が変化している. また, 通常はCISC(Complex Instruction Set Computer)であるのに対し, 命令数をなるべく少なくして命令解読時間を短縮化させたものをRISC(Reduced Instruction Set Computer)と呼び, 高速化や低消費電力化に寄与する.

(b) 演算装置

算術演算装置とも呼ばれ, 各種演算機能(四則演算, 論理演算, 非数値演算等)を持つ.

(c) 記憶装置

デジタル情報を記憶する装置で, CPUから直接読み取り・書き込みができるものを内部記憶装置, それ以外のものを外部(補助)記憶装置という.

①内部記憶装置 (図11・15)

動作中のプログラムやデータを記憶しておく主記憶装置はDRAM(Dynamic Random Access Memory)で構成される. この半導体記憶装置は(図11・16, 図11・17)のムーアの法則(3年で記憶容量が4倍になる)により年々飛躍的に進歩している. 一方, 内部記憶として使われるものには読み書き可能なRAM(Random Access Memory)と読み出し専用のROM(Read Only Memory)に分類できる. また, データの記憶に電源が必要なRAMに対し, ROMの記憶保持に電源は不要であり, コンピュータの基本動作プログラムなどを入れておく. しかし, 近年では電源が無くとも記憶保持が可能なFlashメモリが普及しており, SLC(Single Level Cell)から

239

内部記憶装置（半導体記憶媒体）

- RAM(Random Access Memory)［揮発性メモリ：記憶保持に電源必要］
  - DRAM(Dynamic RAM) →主記憶装置
  - SRAM(Static RAM) →キャッシュ(Cache)メモリ
    （⇒CPU処理速度の高速化に寄与）

- ROM(Read Only Memory)［不揮発性メモリ：記憶保持に電源不要］
  - MROM(Mask ROM) ：製造時に書き込みし、書き換え不能
  - PROM(Programmable ROM) ：電気的に書き込み可能で、書き換え不能
  - EPROM(Erasable PROM) ：電気的に書き込み可能で、紫外線で消去可能
  - EEPROM(Electrically EPROM)：電気的に書き込み、消去可能

- 不揮発性メモリ（高速読み出し・書き換え可能）
  - Flash Memory(EEPROMと同じだが、ブロック単位での消去が可能)
    ⇒いわゆる USBメモリ
  - FeRAM(Ferroelectric RAM) ：強誘電体メモリ
    （DRAMと同じ原理の不揮発性メモリ）
  - MRAM(Magnetoresistive RAM)：磁気抵抗メモリ
    （磁気トンネル接合素子を利用した記憶素子）

図 11・15　内部記憶装置の種類

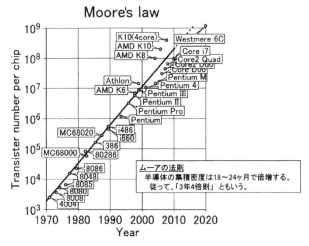

図 11・16　ムーアの法則　主要な CPU の初出荷時点でのトランジスタ数

MLC(Multi Level Cell)へ論理設計を変えることによって大容量の外部記憶装置（SSD(Solid State Disk)やいわゆる USB メモリなどとして利用されている．

前述の DRAM は DDR(Double Data Rate) 化により高速化しているが，CPU の処理速度に比して遅く，性能に限界がある．従って，コンピュータ全

11・3 コンピュータの基礎

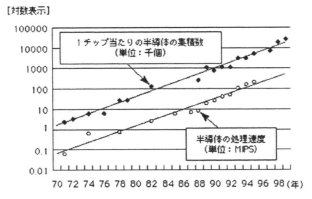

図 11・17　ムーアの法則　半導体集積数と処理速度の開発時間的推移

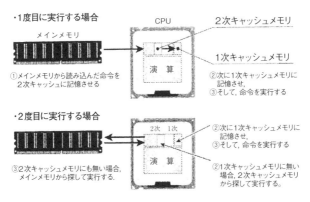

・①→②→③　の順に命令を実行する．
・キャッシュメモリはメインメモリよりもアクセス速度が速いため，CPUの性能向上に寄与する．

図 11・18　キャッシュ（Cache）メモリの役割
パソコンのしくみ（新星出版社）

体の性能向上を図るため，動作速度が非常に高速で小容量のキャッシュ（Cache）と呼ばれる SRAM(Static Random Access Memory) を CPU に隣接して配置させる．（図 11・18）そして，プログラムで多用される命令やデータを保存し出し入れすることで高速性を高めることが可能となる．近年では，1次～3次 Cache を設定し，さらなる高速化を図る設計となっている．また，USB メモリなどの外部記憶媒体をキャッシュとして利用する Ready Boost

241

機能を備える OS(Operating System) も登場している.

②**外部記憶装置（補助記憶装置）**（図 11·19）

外部記憶装置は入出力インターフェイスを介して本体に接続されており，コンピュータの電源を切った後でもデータが保存できる記憶装置（不揮発性記憶媒体）である．主として OS やアプリケーションプログラムや発生する画像や文字データファイルなどの保存を目的とする．磁気的，光学的な記憶・読み出しを行うものが主流だが，近年では半導体メディアとして Flash メモリを利用した SSD も普及し始めており，ノート型 PC に採用されている．一方，最

外部記憶装置
・磁気ディスク
　HDD (Hard Disk Drive)
　SSD (Solid State Drive): Flashメモリを用いた記憶媒体
　FDD (Floppy Disk Drive)
・光ディスク
　CD (Compact Disc: CD-ROM, CD-R, CD-RW) 〜700 MByte
　DVD (Digital Versatile Disk: DVD-ROM, DVD±R, DVD±RW, DVD-RAM)
　　　　　　　　　　　　　　1層式 〜4.7 GByte
　　　　　　　　　　　　　　2層式 〜8.5 GByte
　BD (Blu-ray Disc: BD-ROM, BD-R(Recordable), BD-RE(Rewritable))
　　　　　　　　　　　　　　1層式 〜25 GByte
　　　　　　　　　　　　　　2層式 〜50 GByte
　　　　　　　　　　　　　　3層式 〜100 Gbyte
・光磁気ディスク
　MO (Magneto-Optical Disk) 〜640 MByte

図 11·19　外部記憶装置の種類

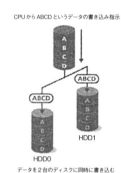
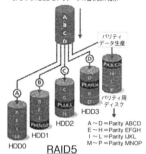

図 11·20　RAID システム

11·3 コンピュータの基礎

も一般的な HDD(Hard Disk Drive) は構造上機械的な駆動機構が必要なため，ある確率で必ず故障すると考えてよい．従って信頼性向上対策として，複数の HDD をまとめて構成し，仮に 1 台が故障してもデータの復元が可能になる RAID (Redundant Arrays of Inexpensive（もしくは Independent) Disks) システムが利用される．（図 11·20）

(d) 入出力装置

入力装置として，文字や記号（キーボード），マークの読み取り（バーコードリーダ，OMR），画像（イメージスキャナ），画面上の位置情報（マウス，デジタイザ），音声（マイク）などがある．一方，出力装置としては，ディスプレイ，プリンタ，プロッタ，スピーカなどがある．

(e) インターフェイス（図 11·21）

インターフェイスとは，コンピュータの内・外部で機器間を接続する際の仕組みや規格をいう．コンピュータ内部で各回路がデータをやり取りするための伝送路をバス（BUS）と呼ぶ．複数の信号線で同時に複数のビットを転送するパラレル転送方式の場合，1 回の転送で同時に送れるデータの量を「バス幅」と呼び，コンピュータの速度性能に大きな影響を与える．バスは大きく分けて，以下の 3 種類がある．

①CPU 内部の回路間を結ぶ内部バス

②CPU と RAM などの周辺回路を結ぶ外部バス（システムバス，メモリバスとも呼ばれる）

③拡張スロットに接続された拡張カードとコンピュータ本体を結ぶ拡張バス（PCI バス，AGP，PCI Express など）

一方，コンピュータ外部との接続となる入出力インターフェイスには様々な規格があり，速度面からパラレル方式が良いように思われるが，高速になるに従い，データの同期が困難になりケーブル本数も増えて回路が複雑になることからシリアル方式が主流になってきている．パラレルにはセントロニクス (IEEE1284)，IDE(Integrated Device Electronics)，SCSI(Small Computer System Interface) などがあるが，USB(Universal Serial Bus)，IEEE1394，SATA(Serial ATA)，eSATA(external ATA) などに置き換わ

第11章　医用画像情報の基礎

		インターフェイス名	最大転送速度	用途など
シリアル	RS-232C	Recommended Standard 232 versionC 、D-sub 9ピン	115.2Kbps	代表的なシリアルポート
	IrDA 1.0/1.1	Infrared Data Association	1.0: 115.2Kbps / 1.1: 4Mbps / 1.4: 16Mbps	赤外線データ通信
	USB1.1/2.0/3.0	Universal Serial BUS	1.0: 12Mbps / 1.1: 480Mbps / 3.0: 5Gbps	現在、最も汎用的な接続端子
	IEEE1394	(通称、FireWire、i.LINK 等)	400Mbps	SCSIに代わるインターフェイスとして開発され、デイジーチェーンが可能
	IEEE802.11a/11b/11g/11n	–	11a(5GHz帯): 54Mbps / 11b(2.4GHz帯): 11Mbps / 11g(2.4GHz帯): 54Mbps / 11n(2.4GHz帯): 300Mbps	無線LAN規格
	Bluetooth	IEEE802.15.1	Ver2.1+EDR(2.4GHz帯): 3Mbps	比較的低速度の周辺機器接続用無線通信
	eSATA	External Serial Advanced Technology Attachment	2.4Gbps	HDD用のシリアルATAを周辺機器として接続可能とさせた端子
パラレル	IDE → ATA	Integrated Device Electronics → Advanced Technology Attachment	Ultra ATA /133 : 133Mbps	HDD接続端子
	PCI Bus	Peripheral Component Interconnect Bus	133MBps(≒1Gbps)	デスクトップPCの拡張ボード接続用ポート
シリアル	PCI Express 2.0	Peripheral Component Interconnect Express	x1 : 500MBps(≒4Gbps) / x16: 500x16MBps(≒64Gbps)	PCIの高速規格版のスロット（コネクタ(レーン)長により高速へ）
–	PC Card	–	133MBps(≒1Gbps)	かつてのPCカードスロットの標準で、現在ExpressCardへ移行中
–	ExpressCard	–	2.5Gbps	PCカードからの小型になり、速度は2倍以上高速へ
パラレル	IEEE1294	セントロニクス、パラレルポート、D-sun 25ピン	64Mbps	プリンターポート
	AGP	Accelerated Graphic Port	8.51Gbps	高速グラフィック表示用
	SCSI	Small Computer System Interface(スカジー)	Ultra3 SCSI: 1.28Gbps	HDD,MO,CDドライブなどの古い規格
–	アナログRGB	D-sub 15ピン、VGA		アナログディスプレイ接続用端子
–	DVI	Digital Visual Interface / DVI-D(Digital) ： デジタル専用 / DVI-I(Integrated) ： デジタル・アナログ兼用	–	ディスプレイ接続端子
–	HDMI	High Definition Multimedia Interface		音声を含めたデジタル専用のディスプレイ接続端子

図 11·21　インターフェイス

りつつある．また，無線 LAN としては，IEEE802.11a, 11b, 11g, 11n や Bluetooth2.1（2.45GHz 1〜2Mbps）がある．利用方法としては，設定作業を OS が自動的に行うプラグアンドプレイ（Plug and Play：PnP）や電源を入れたまま抜き差しができるホットプラグ（Hot Plug）が大きな利点となっている．

【例題 11-7】　コンピュータの5大機能をあげなさい．

【解】　入力装置，出力装置，制御装置，演算装置，記憶装置．中央制御処理装置（CPU）は，制御装置と演算装置によってを構成される．また，記憶装置は主記憶装置と補助記憶装置から成る．

(2) ソフトウエアの役割

コンピュータの開発の中で第一に進められたのが CPU を中心としたハードウエアの高速化である．ソフトウエアはそのコンピュータと利用者との接点として効率的な操作の実現を追求することから進められた．大別して「基本ソフ

トウエア」と「応用ソフトウエア」に分類される.

(a) 基本ソフトウエア

コンピュータを操作する上でハードウエアと一体化して動作する基本プログラムを OS(Operating System) といい，基本ソフトウエアの柱となる．代表例として，Microsoft 社の Windows ファミリー，Apple 社の Mac OS，UNIX 系のオープンソースである Linux の 3 種類が主流である．OS の主な目的を列記する．

 ①ユーザとハードウエアのインターフェイス（橋渡し）

  通常 OS を介してハードウエアを操作する．代表的なものとして，画面上のアイコンを使い，マウスを利用して操作を実現する GUI（Graphical User Interface) 機能がある．

 ②ハードウエアの抽象化

  ハードウエアの違いを吸収し，アプリケーションを共通化する．これにより，OS ごとのアプリケーション開発が可能となり，コスト低減などにも寄与する．

 ③コンピュータ資源管理

  CPU，メモリ等の効率的利用（ハードウエア資源管理)，ユーザの利用状況監視（マルチタスク・ソフトウエア監視）などにより，利用効率の向上を図る．

(b) 応用ソフトウエア

基本ソフトウエア上で動作させることを前提に構築されたプログラム群を応用ソフトウエアという．これは，文書作成，数値計算，財務処理，プレゼンテーションなどの目的を実現するための機能を有し，アプリケーションソフトウエア，または単にアプリと呼ばれる．実例としては，Microsoft 社製の Office に代表されるような文書作成 (WORD)，表計算 (EXCEL)，プレゼンテーション (Power Point) などの他に，データベース管理ソフトウエアとして MySQL や PostgreSQL，MS Access などのデータベース・マネージメントシステム (DBMS: Data Base Management System) がある．一方，Web ブラウザ，メールソフト，画像処理ソフトなども同様である．

第 11 章　医用画像情報の基礎

【例題 11-8】　OS(Operating System) の役割を述べなさい．

【解】　ユーザがコンピュータ（ハードウエア）を使う上で必要となるインターフェイス (接点) の機能を実現する．また，メーカの相違などハードウエアの違いを吸収し，アプリケーションを共通化する．CPU やメモリ等の効率的な利用を行うための監視と制御機能を有する．

11·3·2　コンピュータネットワークの仕組み

コンピュータネットワークとは，複数のコンピュータ間を通信回線で接続し，諸情報の交換やデータベースなどの機能を遠隔操作で実現するシステムのことである．現在，全世界的ネットワークであるインターネットでは，あらゆる WWW(World Wide Web) や電子メール，FTP(File Transfer Protocol) などにより，場所や時間を問わずに利用することが可能となっている．従って，かつて情報化社会の基盤を IT(Information Technology) と呼んだが，現在では ICT(Information Communication Technology) に代わっている．

(1) LAN と WAN

LAN(Local Area Network) は「構内情報通信網」とも呼ばれ，学校機関や企業のような比較的狭い範囲内での通信システムをさす．これに対し，WAN(Wide Area Network) は広域ネットワークであり，国内外の地域的に分散しているコンピュータや複数の LAN 間を相互接続するものである．この WAN は第一種通信事業者の通信回線を利用しており，Global Network とも呼ばれる．

(2) LAN のネットワークトポロジー（図 11·22）

ネットワークトポロジーとはネットワークの接続形態のことであり，どのように配線するかという物理的トポロジーの他に，後述する OSI 参照モデルを考慮した論理的トポロジーに分類される．ここでは，物理的トポロジーについて述べる．物理的な構成はバス配線型，ループ（リング）型，スター配線型（階層型）などに分類される．(図 11·23) のように，LAN 配線の標準規格であるイーサネット (Ethernet) を前提とすれば，HUB を中心としたスター階層型のトポロジーが一般的である．この配線は UTP(Unshielded Twisted

11·3 コンピュータの基礎

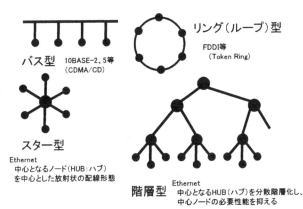

図 11·22　LAN ネットワークの構成（トポロジー）

種類				
10BASE-5/10BASE-2	同軸ケーブル	バス型	10Mbps	500m
10BASE-T	ツイストペアケーブル	スター型	10Mbps	100m
100BASE-T	ツイストペアケーブル	スター型	100Mbps	100m
1000BASE-T	ツイストペアケーブル（光ファイバもある）	スター型	1Gbps	100m

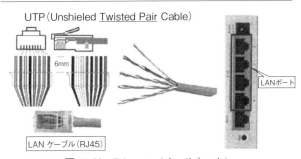

図 11·23　Ethernet（イーサネット）

Pair）とも呼ばれ，1Gbps(1000BASE－T) では 100m の最大許容伝送距離を持つ．また，回線を複数の機器と共有するために，CSMA/CD(Carrier Sense Multiple Access/Collision Detection) 方式によって，お互いに通信の衝突を避ける制御が行われる．一方，ループ（リング）型の配線は主として光を媒体とする FDDI(Fiber Distributed Data Interface) に利用されてお

247

り，高範囲なLANや多階層時に必要となる複雑な配線を簡略化できるメリットを有する．

(3) インターネットの仕組み

ネットワークは当初，いわゆるサーバ・クライアント型の接続が前提となり，中央集中型となっていた．その後，LAN間同士を接続するクラスター型になったが，依然として一部の回線やサーバにトラブルが発生した場合，かなりの範囲に通信障害の影響が及ぶことになる．そこで軍事に強いネットワークの構築を目的とし，ポールバラン(米)が考案したのが，(図11・24)のような格子状の分散型配線であり，回線に障害が起こっても迂回路を通して情報伝達が可能となる．この前提となる通信方式がパケット通信である．

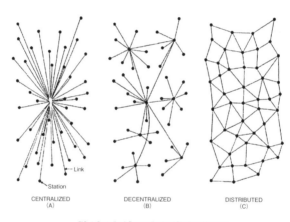

FIG. 1-Centralized, Decentralized and Distributed Networks
図11・24　ポール場ランの論文の図

(a) 回線交換方式とパケット交換方式 (図11・25, 11・26)

回線交換方式は，通信回線を占有し，送受信の経路を確保して通信する．一方パケット交換方式は，送信するデータをパケット(小包)に分割し，各々に宛先を付けて送信し，受信側で蓄積して再構築するものである．上記の分散型ネットワークでは，このパケット交換方式が適しており，インターネットの標準となっている．(図11・27)

11・3　コンピュータの基礎

回線交換方式

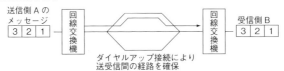

①通信ごとに回線接続し，接続中は占有して連続送信する方式
②伝送遅延が小さく，通信速度や通信手順の同じ端末間で高密度の一括伝送向き

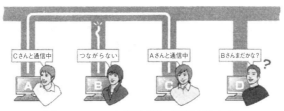

図 11・25　データ通信手段（回線交換方式）

パケット交換方式

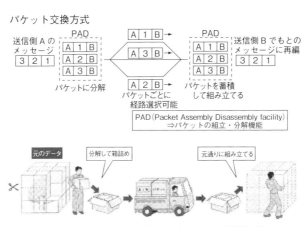

図 11・26　データ通信手段2（パケット交換方式）

第 11 章　医用画像情報の基礎

	回線交換方式	パケット交換方式
特徴	送受信間でダイアルアップ接続し、通信経路を確保	固定長のパケット単位にデータを分割して送信
回線効率	接続中は同期をとり、回線を占有するため、回線効率は低い	パケット送信時のみ回線を使用するため、回線効率が高い
データ送信容量	大量データ一括送信可	分割して少量送信するが、複数相手と同時通信可
通信速度と手順	同じ端末間のみ	異なる端末間可能
伝送遅延	小さく、一定	大きく、変動
伝送の信頼性	高品質	昔は低品質（近年は高い）

インターネットは「**パケット交換方式**の**分散型ネットワーク**」が標準

図 11・27　データ通信手段の比較

(b) 通信プロトコル（図 11・28, 11・29, 11・30）

　コンピュータ間で通信を行う場合、単に配線を接続しただけでは成立しない．電話でいえば、言語を合わせることに相当する、通信手順やデータ型式などの通信規約（約束事）をプロトコル（Protocol）という．ISO により制定された 7 階層の OSI 参照モデル（Open System Interconnection Reference Model）が基本となっており、インターネットでは、一部の層を統合し、TCP/IP プロトコル（4 層構造）が標準となっている．各層には様々なプロトコルがあり、目的に応じた規約によって通信が成立するようになっている．（図 11・31）

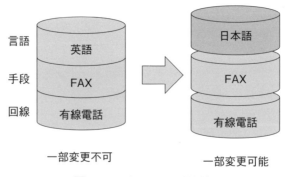

図 11・28　プロトコルの階層化

11・3　コンピュータの基礎

《プロトコル》⇒コンピュータ同士が通信を行う際の約束事

①HTTP (HyperText Transfer Protocol)　Webをみるときに使う約束事
②FTP (File Transfer Protocol)　ファイルを送るときに使う約束事
③POP3 (Post Office Protocol)　メールをサーバーから受け取るときに使う約束事
　　　IMAP4(Internet Message Access Protocol 4)　・・・WebMail向け
④SMTP (Simple Mail Transfer Protocol)　メールを転送する約束事

⑤TCP (Transmission Control Protocol)　各プロトコルとのデータ転送制御（パケット分割等）
　　　　　　　　　　　　　　　　　　　　信頼性を確立する。
　　　　　　　　　　　　　　　　　　　＜内容を正確に伝達する＞
⑥IP (Internet Protocol)　目的地まで送り届けるための約束事
　　　　　　　　　　　　　＜ネットワーク同士の接続＞

（⑤と⑥を合わせて　TCP/IPといい、
　　　　　　　　インターネットやイントラネットにおける世界標準的なプロトコル）

図11・29　プロトコルの例

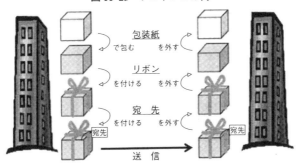

図11・30　パケット通信のための階層化

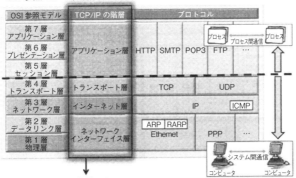

インターネット標準である
TCP/IPプロトコルは4層構造

図11・31　プロトコルの階層構造

(c) IPアドレス

IPアドレスはネットワーク上の住所に相当し，送信データの到着先として各パケットのヘッダ部に必ず付加されるものである．（図11·32, 11·33）．現在普及しているIPv4は，32ビットの2進数で表現されるため，約40億の識別が可能となっている．しかし，ネットワークインフラの世界的な普及に伴って，アドレスの枯渇が問題となっている．LAN内でのプライベートアドレスとグローバルアドレスの使い分けの他に，根本的対策として識別ビット数を128ビットに増やすIPv6への移行が進められている．（図11·34）

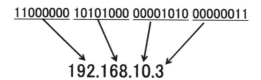

図11·32　IPアドレス

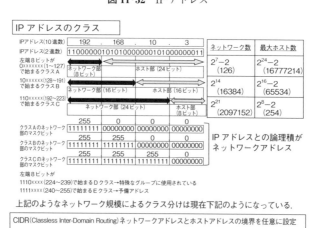

図11·33　IPアドレス（ネットワーク部、ホスト部）

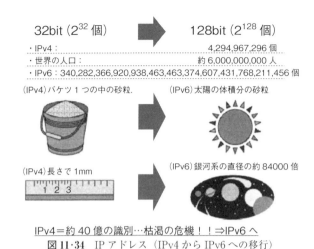

図 11·34　IP アドレス（IPv4 から IPv6 への移行）

【例題 11-9】 回線交換方式とパケット交換方式の相違と利点を述べなさい．
【解】 本文中の表参照のこと．

章末問題

1. Cache メモリの役割を述べなさい．
2. 通信プロトコルの例をあげなさい．

◆練習問題の解答◆

1. 各桁を 4 桁の 2 進数へ変換して並べる．
   $(CA)_{16}$ → 11001010
2. $(58.6875)_{10}$ → 111010.1011

第 11 章　医用画像情報の基礎

3. (1)

表 11·8

p	q	p∧q	～ (p∧q)
1	1	1	0
1	0	0	1
0	1	0	1
0	0	0	1

(2)

p	q	p∨q	～ (p∨q)
1	1	1	0
1	0	1	0
0	1	1	0
0	0	0	1

(3)

p	q	(p∧q)	∨	～p
1	1	1	1	0
1	0	1	1	0
0	1	1	1	1
0	0	0	1	1

(4)

p	q	p	∧	(p∧	∧	～q)
1	1	1	1	1	1	0
1	0	1	1	1	1	1
0	1	0	0	0	0	0
0	0	0	1	0	1	1

(5) **表 11·9**

p	q	p	∧	~q
1	1	1	0	0
1	0	1	1	1
0	1	0	0	0
0	0	0	0	1

4. (1) $(P \wedge Q) \vee R$

   (2) $P \wedge (Q \vee R)$

   (3) $(P \wedge Q) \vee (R \wedge S)$

   (4) $(P \wedge \sim Q) \vee R$

5. 左辺と右辺が図 11·35 のようになればよい

6. 図 11·36 のようになればよい

7. 図 11·37 のようになればよい

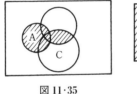

図 11·35

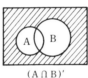

$(A \cap B)'$

図 11·36

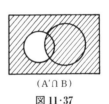

$(A' \cap B)$

図 11·37

◇**章末問題の解答**◇

1. プログラムで多用するデータや命令を保存しておく小容量の高速処理が可能なメモリで通常 SRAM で構成される．主記憶となる DRAM よりも高速で入出力処理ができるため，全体として処理速度性能を高めることができる．

2. 本文中の表参照のこと

第12章
デジタル画像の基礎

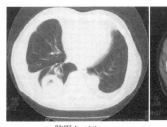

肺野レベル　　　　　縦隔レベル

ウィンドーイング

第12章 デジタル画像の基礎

　増感紙—フィルム系で撮影された画像は，画像情報を決定する位置と濃淡がともに連続的な量として定義された「アナログ画像」と呼ばれる．これに対し，位置情報と濃淡情報が離散的な値として扱われる画像を「デジタル画像」といい，近年急速に発展している．コンピュータを利用して画像化される X 線 CT（Computed Tomography），MRI（Magnetic Resonance Imaging），CR（Computed Radiography），DSA（Digital Subtraction Angiography）など，ほぼ全てのモダリティでデジタル画像での診断が普及している．

12・1　画像のデジタル化（Digitization）

　本来，体内の構造物や病変の位置情報は3次元空間における連続座標で定義され，濃淡情報の基礎となる減弱係数や CT 値，MR 信号強度も連続的な物理量である．しかし，デジタル化されたコンピュータ内部のでは全ての情報が2進数で処理されるため，連続量である位置情報と濃淡情報は離散的な値として取り扱わなければならない．そこで，連続的な位置情報を離散的な値にすることを「標本化(Sampling)」，連続的な濃淡情報を離散的な値にすることを「量子化(Quantization)」という．（図 12・1）

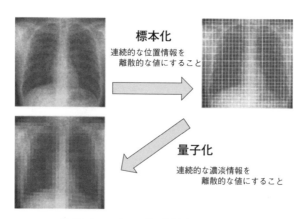

図 12・1　デジタル化（標本化・量子化）

12·1 画像のデジタル化(Digitization)

12·1·1 標本化

画像における標本化は，ある一定の間隔で2次元画像を区切り，画素(ピクセル：Pixel)に分割することである．その標本化する間隔をサンプリング間隔（標本化間隔）という．通常の医用画像では，50〜200μm程度で，空間分解能は増感紙―フィルム系よりも劣る．

(1) 標本化定理（サンプリング定理）

画像に含まれる空間周波数に応じて，標本化間隔をどの位の長さに設定したらよいかを与えるのが「標本化定理」である．画像に含まれる最高空間周波数 $\frac{1}{\Delta x}$ を $u[\mathrm{LP/mm}]$ とすると，標本化間隔 Δx の満たすべき条件は，

$$\Delta x[\mathrm{mm}] \leq 1/2u$$

となる．を標本化(サンプリング)周波数といい，このとき表現できる最高の空間周波数 $(u[\mathrm{LP/mm}]=\frac{1}{2\Delta x})$ をナイキスト周波数という．この定理を満足しない粗い間隔で標本化した場合，ナイキスト周波数よりも高い周波数成分が原因となってエリアシング現象（aliasing error）が発生し，モアレ縞（エリアシング雑音）などの偽像が認められる．（図12·2）標本化定理を満たせな

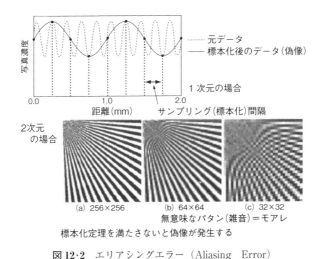

標本化定理を満たさないと偽像が発生する

図12·2 エリアシングエラー（Aliasing Error）

い場合，アンチエリアシングフィルタとして，ローパスフィルタを事前に処理することもある．画素が小さいほど，すなわち標本間隔が細かいほど空間分解能は高くなるが，各画素でのSN比は劣化する方向となる．

(2) アパーチャ（開口）効果

標本化によって形成された画素（pixel）から濃度情報を取り出す際，ある一定範囲の領域を平均化した値として抽出される．このときの1画素からデータを取り出す範囲をサンプリングアパーチャ（sampling aperture）の大きさや形状という．このサイズが大きいほど画像にボケを与えるが，SN比が向上する．このような現象をアパーチャ（開口）効果という．

【例題 12-1】 サンプリング間隔 $100\mu m$ で標本化が行われたとき，デジタル画像で表現できる最高の空間周波数を求めなさい．

【解】 サンプリング間隔 Δx のとき，表現できる最高空間周波数 $u(LP/mm)$ は，

$$u = 1/(2 \cdot \Delta x) \ (LP/mm)$$
$$\text{従って，} \ u = 1/200\mu m = 5(LP/mm)$$

12·1·2 量子化

標本化に続いて行うのが量子化であり，各画素におけるアナログの信号値をある最小間隔（量子化間隔）で離散値に置き換える操作をいう．量子化された値は整数値となり，量子化レベルまたは階調，グレーレベルとも呼ぶ．そして，利用可能な画素値の数を階調数といい，何段階の濃淡情報を表現できるかを表す．階調数が大きいほど細かな濃淡を表現でき，この階調数を決定するのが量子化の際のビット数（量子化ビット数）である．例えば，量子化ビット数を8とした画像を8ビット画像といい，その階調数は $2^8 = 256$ となる．同様に，10ビット画像の階調数は $2^{10} = 1024$，12ビット画像では $2^{12} = 4096$ となる．一般の画像では7ビット（つまり128階調）で十分だが，医用画像の場合は10ビット（1024階調）以上が望ましい．

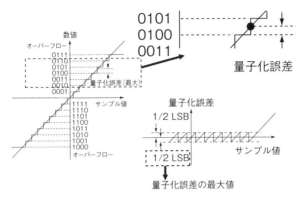

図 12・3 量子化誤差

(1) 量子化誤差（図 12・3）

生データであるアナログ信号値と量子化後のデジタル信号値では誤差が生じる．これは量子化誤差（量子化雑音）といい，最大で量子化間隔（2進数でいうLSB: Least Significant Bit）の$\frac{1}{2}$となる．

【例題 12-2】 写真濃度値 0～3.2 を4ビットの2進数で量子化したとき，生じる濃度の量子化誤差の最大値はいくらか計算しなさい．

【解】 4ビットでの量子化により，$2^4=16$ 階調で濃淡表現がなされる．従って，LSB1ビットは濃度値 3.2/16＝0.2 に相当するため，量子化誤差の最大値はその1/2である「0.1」になる．

12・1・3 デジタル画像のデータ量

デジタル画像のデータ容量は，標本間隔と量子化ビット数，つまり，画素数と階調数で決まる．計算としては，総画素数に1画素当たり必要な容量（Byte）を乗算すればよい．（図 12・4）．つまり，

画素数 [pixels]×1画素当りの容量 [byte/pixel]　　[Byte/画像]

第 12 章　デジタル画像の基礎

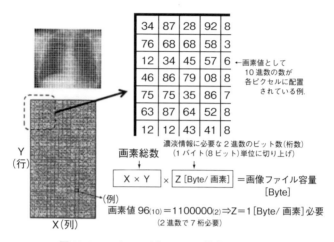

図 12・4　デジタル画像データの構成と容量計算

で算出できる．ここで，1 画素当りの容量は，1 バイト（＝8 ビット）単位で取り扱う．従って，7 ビットしか必要なくても 8 ビット（＝1 バイト）とし，また，10 ビットのように 8 ビットを超えてしまった場合は，2 バイト（＝16 ビット）を要することにする．例えば，画素数が 1024×512，階調数が 1024 の画像のデータ量は

1024×512×10 ビット ⇒ $2^{10} \times 2^9 \times 2$ byte ＝ 1×2^{20} byte ＝ 1MB

となる．つまり，階調数が 4096 になっても，4096 ＝ $2^{12} < 2^{16}$ であるので，データ容量としては変わらない．また，実際の容量計算には，2 の倍数（2 の指数乗）で考えると容易となる．（K：2^{10}，M：2^{20}，G：2^{30}，T：2^{40}，・・・）

一方，カラー画像の場合，RGB(Red/Green/Blue) の 3 種類の濃淡データが必要となるため，モノクロ濃淡像の 3 倍の容量が必要となる．

階調数（濃度段階）は大きい方がアナログ画像の濃度分布に近くなる．
　ある階調数を表現するために必要なビット数には以下の関係があり，容量算定には不可欠である．

　　　階調数 ＝ 2^n（n はビット数）

12·1 画像のデジタル化(Digitization)

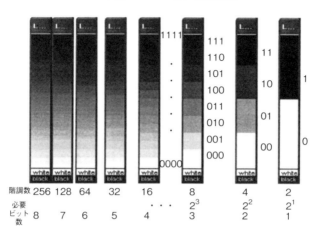

図 12·5 諧調数と必要ビット数

階調数が大きいと濃度分解能は良いが，データ容量が増加してしまう欠点がある．(図 12·5)

【例題 12-3】 512×512 画素，4096 階調の画像のデジタル画像ファイルの容量はいくらか．

【解】 総画素数 $= 512×512 = 2^9×2^9 = 2^{18}$ (pixels)
4096 階調を表現するのに必要な桁は 2Byte/pixel（正確には 12 ビットだが，バイト単位に繰り上げる）．

∴ 2^{18} pixels × 2Byte/pixel $= 2^9 × 2^{10} = 512$ Kbyte

【例題 12-4】 ギガビット・イーサネット（伝送速度が 1Gbps）で 1 枚 5M バイトの画像を伝送する．1 秒間に伝送できる最大の画像数を求めなさい．

【解】 送信するデータ容量 $= 5$ MByte $= 5×8$ Mbit $= 40$ Mbit/枚
  1 秒間に送信できる容量 $= 1$ Gbit
  よって，1 秒間に送信できる枚数は，
  1Gbit/40Mbit $= 2^{30} ÷ (40×2^{20}) = 0.025×2^{10} ≒ 25.6$ 枚/秒

12・2 画像処理

12・2・1 階調処理
(1) ウインドーイング

階調処理はウインドーイング（Windowing）とも言われ，入力値を変換してどのような濃淡で出力するかを決める処理をいう．スクリーン―フィルム系のアナログ画像でいえば特性曲線に相当し，入力された相対 X 線量がいわゆるシグモイドカーブに従って濃淡で表わされることになる．ここでいうデジタル画像における階調処理は，各画素の画素値をモニタ上でどのような濃淡で表わすかを定義する処理をいう．画素値のヒストグラムの中で，表現したい画素値の範囲を決め，モニタ表示濃淡の最大濃度～最小濃度を直線で表現する場合，ウインドウ幅とその中心となる画素値（ウインドウレベル）を指定すればよい．関心領域のコントラストを高める目的で設定を変更できる．なお，LUT(Lookup table) とは，各々の画素値に対する表示濃度との関係を表したものである．（図 12・6, 12・7）

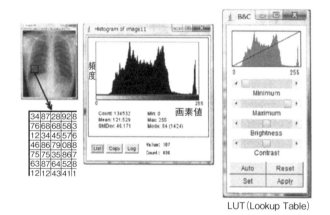

図 12・6　ヒストグラムと LUT

12·2 画像処理

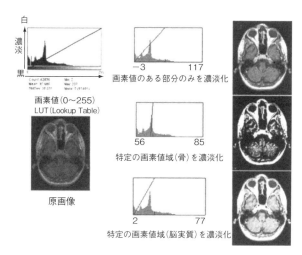

図12·7 ウィンドーイング処理

(2) ダイナミックレンジ圧縮

ダイナミックレンジ圧縮（DR圧縮）は，部分的にある画素値の範囲を圧縮し，視覚的にコントラストが不明瞭であった高濃度や低濃度部分の濃淡変化を強める処理をいう．消化管の二重造影など，表現したい濃度範囲が広い場合に有効な処理である．

(3) ヒストグラム平坦化処理

ヒストグラム平坦化処理は，各画素値のピクセル数がほぼ同じ数になるように分割処理をしたもので，画素値ヒストグラムは平坦な一様の分布となる．これにより，画像全体のコントラストは高くなるが，出現頻度の少ない画素値付近のコントラストは低下してしまう欠点もある．

12·2·2 フィルタリング処理

画像に含まれている様々な情報を抽出したり，画質を修整したりするための処理をフィルタリング処理という．大きく分けて空間領域で行う「空間フィルタリング」と空間周波数領域で行う「空間周波数フィルタリング」に分けられる．

第 12 章　デジタル画像の基礎

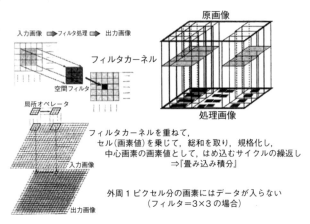

図 12·8　空間フィルタ処理

(1) 空間フィルタリング処理

　空間フィルタリング処理は、局所オペレータ（フィルタカーネル）と原画像で畳み込み積分（Convolution Integral）を行った結果を出力画像へ吐き出す処理を 1 画素ずつずらしながら繰り返す処理をいう．ここで畳み込み積分とは、フィルタカーネルの重み係数を重なった原画像の画素値と乗算して加算していき、フィルタカーネルの中心位置へ出力データとして落し込む処理である．この重み係数値の設定によって多様な画像処理が可能となる．（図 12·8）

(a) 平滑化フィルタ

　①移動平均フィルタ

　　フィルタカーネル領域内の平均値を取る処理のこと．カーネルのリクスサイズが大きくなるほどノイズ成分がカットされ易くなりボケが大きくなる．

　②加重平均フィルタ

　　移動平均フィルタでは重み係数が全て同じであるのに対し、加重平均フィルタでは中心画素に近いほど重み係数を大きくする．これにより、原画像の情報量を増やし、より緩やかな平滑化の実現が可能となる．フィルタの中心に対して正規分布（Gaussian 分布）となるように重み付

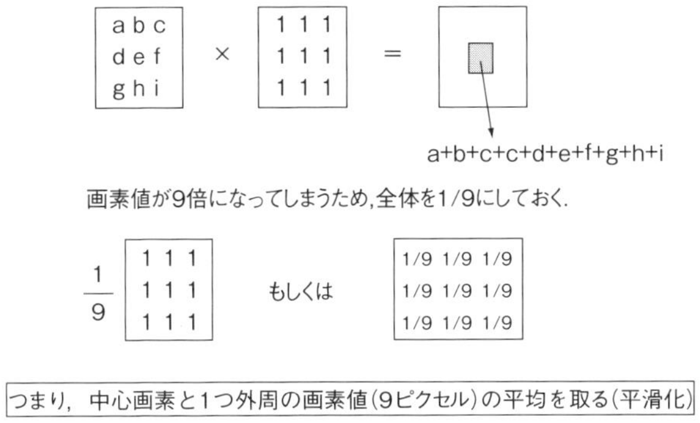

12·2　画像処理

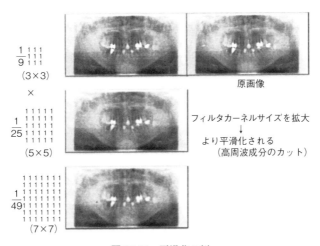

画素値が9倍になってしまうため,全体を1/9にしておく.

つまり，中心画素と1つ外周の画素値(9ピクセル)の平均を取る(平滑化)

図 12·9　平滑化

図 12·10　平滑化の例

けしたものをガウシアンフィルタという.

③ メディアンフィルタ

　順位フィルタはフィルタカーネルと重なった画素値を小さい順に並べて目的に応じた位置の画素値を取る操作を行う．メディアンフィルタはこの順位フィルタの一種であり，ちょうど中心位置の画素値（中央値）を取るフィルタである．これにより画像のボケを抑制すると同時に，極端な画素値を排除することができるため，スパイク状(ゴマ塩状)のノ

イズ除去に有効である.

(b) エッジ検出フィルタ(1次微分)
　骨陰影のようにステップ状の濃度変化のある部分をエッジ（edge:端）といい，一次微分処理を行うことでその抽出が可能となる．理由は，一次微分は変化の傾斜（勾配）を表すため，濃度変化のある部分だけに信号を発生できるからである．逆にいえば，変化のない部分の勾配は0であり，無信号となる．デ

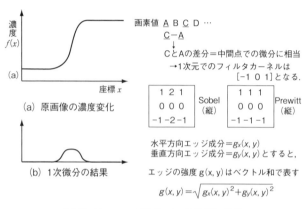

図 12·11　エッジ検出（一次微分）処理

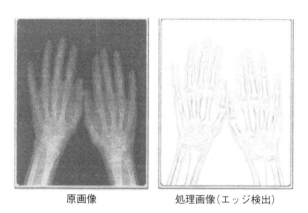

図 12·12　Sobel フィルタ処理例

12・2 画像処理

ジタル画像での微分は差分と等価であり,注目画素に対して左右(もしくは上下)間の画素値の差を取ることで微分処理を行う.従って,総合的なエッジの強度は,X方向とY方向のエッジ信号強度の2乗和の平方根で求められる.(図12・11).Sobelフィルタの処理例を図12・12に示す.

(c)鮮鋭化フィルタ

画像の鮮鋭化処理は,高空間周波数成分を強調するか,低空間周波数成分を減弱することによって行うことができる.実際には,ラプラシアンフィルタ(Laplacian Filter)を用いた処理とボケマスク処理(Unsharp Masking)がある.

①ラプラシアン(2次微分)(図12・13,図12・14,図12・15)

2次微分処理したデータを原画像から減算処理することで,エッジの下端と上端のボケ成分を除き,濃度勾配を急峻に変化させることによって鮮鋭化を行う処理である.

②ボケマスク処理(図12・16)

ボケマスク処理は,アナログ写真の画像処理法として古くからよく知られている鮮鋭化手法の一つであるが,デジタル画像にもよく用いられている.具体

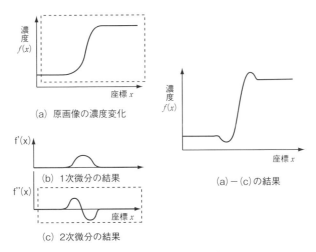

図12・13 エッジ検出(一次微分)処理

第12章 デジタル画像の基礎

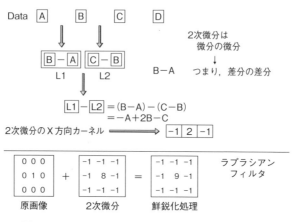

図12・14 2次微分フィルタ（ラプラシアンフィルタ）

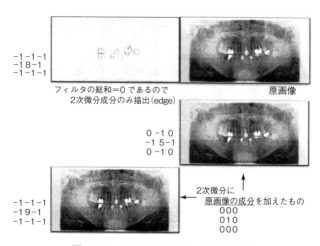

図12・15 ラプラシアンフィルタ処理例

12・2 画像処理

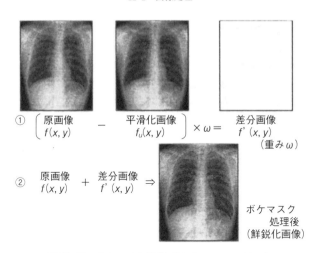

図 12・16 ボケマスク処理 (Unsharp masking)

的には，下式で示されるような演算処理を行う．

処理画像 $g(x,y)$ = 原画像 $f(x,y)$ + $\omega \cdot$〔画像 $f(x,y)$ - 平滑化画像 $f_u(x,y)$〕

つまり，原画像から原画像をぼかした画像を引くことによって得られた高周波成分に強調係数 ω をかけて，原画像に加算するという手順で行われる．この処理において原画像をぼかすには，通常，移動平均フィルタ（平滑化処理）が

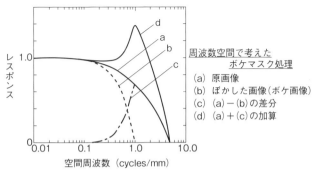

図 12・17 周波数空間で考えたボケマスク処理

第 12 章　デジタル画像の基礎

使われる．このフィルタカーネルのサイズを大きくすることによって，強調する空間周波数領域をより低周波側まで広げることができる．（図 12·17）

　ボケマスク処理は，鮮鋭度をコントロールする周波数処理であるが，フーリエ変換を使う方法に比べて単純かつ高速な方法であり，実際の CR 装置で「非鮮鋭マスク処理（Unsharp Masking）」として使用されている．

【例題 12-5】　3×3 の空間フィルタカーネルを示す．各々の名称と目的を述べなさい．

1.

$\frac{1}{16}$	$\frac{2}{16}$	$\frac{1}{16}$
$\frac{2}{16}$	$\frac{4}{16}$	$\frac{2}{16}$
$\frac{1}{16}$	$\frac{2}{16}$	$\frac{1}{16}$

2.

$\frac{1}{9}$	$\frac{1}{9}$	$\frac{1}{9}$
$\frac{1}{9}$	$\frac{1}{9}$	$\frac{1}{9}$
$\frac{1}{9}$	$\frac{1}{9}$	$\frac{1}{9}$

3.

−1	−1	−1
0	0	0
1	1	1

4.

−1	0	1
−2	0	2
−1	0	1

5.

0	−1	0
−1	5	−1
0	−1	0

【解】

1. 加重平均フィルタ：原画像に重み付けをした平滑化フィルタ
2. 移動平均フィルタ：重みづけの無い平滑化フィルタ
3. Prewitt フィルタ（1 次微分）：エッジ検出（横方向のエッジラインを描出）
4. Sobel フィルタ（1 次微分）：エッジ検出（縦方向のエッジラインを描出）
5. ラプラシアンフィルタ（2 次微分）：鮮鋭化フィルタ（2 次微分成分 ＋ 原画像）

【例題 12-6】　原画像 $f(x,y)$ に対する処理画像 $g(x,y)$ の式を以下に示す．
$$g(x,y) = f(x,y) + k[f(x,y) - f_s(x,y)]$$
ただし，$f_s(x, y)$ は平滑化画像，k は強調係数（$k>0$）とする．

272

これは画像にどのような効果を与えるか述べよ.

【解】 いわゆるボケマスク処理（Unsharp Masking 処理）で，鮮鋭化効果がある．

(2) 空間周波数フィルタリング処理

　周波数は通常，単位時間あたりの波の数を表し，単位には [Hz] や [1/秒] が用いられる．画像に対しても同様に周波数が定義され，単位長さ当たりの濃淡変化としての波の数で表す．この周波数は空間周波数と呼ばれ，単位は，[LP(line pair)/mm]，[cycle/mm]，[1/mm] などが用いられる．空間周波数 5 LP/mm といえば，1 mm の間に濃淡の変化が 5 対存在することを意味する．

　ここで，空間周波数フィルタ処理を行うためには，2 次元のデジタル画像に離散フーリエ変換を行い，各周波数成分がどの程度含まれているかを示すパワースペクトルを求めておく．そして，そのパワースペクトルが表現されている空間周波数領域へフィルタリング処理を行った後，逆フーリエ変換を行い処理画像を得る．つまり，空間周波数領域において，どの周波数成分を削除してお

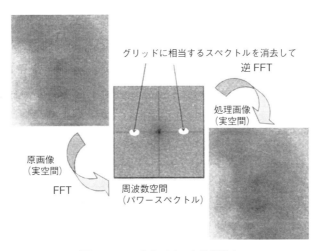

図 12・18　X 方向グリッド陰影除去

第 12 章　デジタル画像の基礎

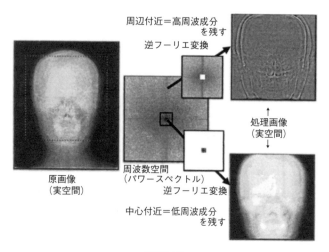

図 12·19

くか（もしくはどの周波数成分を残すか）によって，目的とする周波数成分の画像を得ることができる．（図 12·18，図 12·19）

章末問題

1. 標本化定理を説明しなさい．
2. エリアシング現象とは何か．
3. ウインドーイング処理を説明しなさい．

◇章末問題の解答◇

1. 本文参照のこと．
2. 本文参照のこと．
3. 本文参照のこと．

参考文献

(1) 新版　放射線機器学（Ｉ）診療画像機器　青柳泰司 他　コロナ社

(2) 電子回路（1）アナログ編　赤羽進・岩崎臣男・川戸順一・牧康之　コロナ社

(3) 図解でわかるはじめて電子回路　大熊康弘　技術評論社

(4) 図解でわかる電子回路　菊地正典　日本実業出版社

(5) ディジタル電子回路　-集積回路化時代の-　藤井信生　昭晃堂

(6) 電気と電子の理論　若山芳三郎・鈴木清　啓学出版

(7) 電気なんかこわくない！電気・電子回路入門　藤村安志　誠文堂新光社

(8) 絵ときでわかるトランジスタ回路　高橋寛（監修）飯高成男・田口英雄　オーム社

(9) 電気工学Ⅲ（電子工学編）　東京電機大学出版局

(10) 画像診断機器工学　Ｑ＆Ａ　佐藤伸雄・西山篤・河村守・小川互・櫛谷征昭　医療科学社

(11) 基礎シリーズ　電子回路入門　末松安晴・藤井信生　実教出版

(12) よくわかる　電気回路の基礎　堀桂太郎　電気書院

(12) "一庵堂" http://www.k4.dion.ne.jp/~ichian/

(13) これから始める人の電気学講座　高橋昭二　電波新聞社

(14) イラストで電気のことがわかる本　酒井雅芳　新星出版社

(15) 放射線技術者のための電気電子工学　内田勝 他　通商産業研究社

(16) 電気基礎（下）　津村栄一 他　東京電機大学出版局

(17) 医用放射線技術実験（基礎編）田中仁 他　共立出版

(18) 絵とき電気電子の基礎知識　新電気編集部　オーム社

(19) ビギナーズデジタル信号処理　中村尚五　東京電機大学出版局

付　録

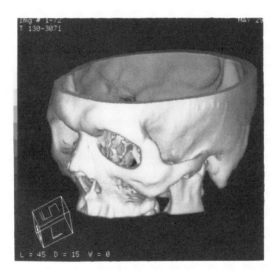

頭部3次元画像

付　録

1.三角関数の値

θ	$0°$	$30°$	$45°$	$60°$	$90°$	$180°$	$270°$	$360°$
$\sin\theta$	0	$\dfrac{1}{2}$	$\dfrac{\sqrt{2}}{2}$	$\dfrac{\sqrt{3}}{2}$	1	0	-1	0
$\cos\theta$	1	$\dfrac{\sqrt{3}}{2}$	$\dfrac{\sqrt{2}}{2}$	$\dfrac{1}{2}$	0	-1	0	1
$\tan\theta$	0	$\dfrac{\sqrt{3}}{3}$	1	$\sqrt{3}$	$\pm\infty$	0	$\pm\infty$	0
$\cot\theta$	$\pm\infty$	$\sqrt{3}$	1	$\dfrac{\sqrt{3}}{3}$	0	$\pm\infty$	0	$\pm\infty$

2.三角関数公式

$$\sin(x\pm y)=\sin x\cos y\pm\cos x\sin y$$

$$\cos(x\pm y)=\cos x\cos y\mp\sin x\sin y$$

$$\tan(x\pm y)=\frac{\tan x\pm\tan y}{1\mp\tan x\cdot\tan y}$$

$$\sin x+\sin y=2\sin\frac{x+y}{2}\cos\frac{x-y}{2}$$

$$\sin x-\sin y=2\cos\frac{x+y}{2}\sin\frac{x-y}{2}$$

$$\cos x+\cos y=2\cos\frac{x+y}{2}\cos\frac{x-y}{2}$$

$$\cos x-\cos y=-2\sin\frac{x+y}{2}\sin\frac{x-y}{2}$$

$$\sin^2 x+\cos^2 x=1$$

$$\tan x=\frac{\sin x}{\cos x}$$

$$\frac{1}{\cos^2 x}=1+\tan^2 x$$

$$\sin 2x=2\sin x\cos x=\frac{2\tan x}{1-\tan^2 x}$$

$$\cos 2x=\cos^2 x-\sin^2 x=\frac{1-\tan^2 x}{1+\tan^2 x}=2\cos^2 x-1$$

付　録

$$\tan 2x = \frac{2\tan x}{1-\tan^2 x}$$

3.指数公式

$$a^{x+y} = a^x \cdot a^y$$

$$a^{x-y} = a^x \div a^y = \frac{a^x}{a^y}$$

$$a^{-x} = \frac{1}{a^x}$$

$$(a^m)^n = a^{nm}$$

$$a^{\frac{1}{n}} = \sqrt[n]{a} \qquad a^{\frac{m}{n}} = \sqrt[n]{a^m}$$

4.対数公式

$$\log_a x \cdot y = \log_a x + \log_a y$$

$$\log_a \frac{x}{y} = \log_a x - \log_a y$$

$$\log_a x^n = n\log_a x$$

$$\log_a \sqrt[n]{x} = \frac{1}{n}\log_a x$$

$$\log_a b = \frac{\log_c b}{\log_c a}$$

5.微分公式

定義　$f'(x) = \lim_{\varDelta x \to 0} \dfrac{f(x+\varDelta x) - f(x)}{\varDelta x}$

$$f'(x) = \frac{d}{dx}\{f(x)\} = \frac{dy}{dx}$$

$$\{f(x) \pm g(x)\}' = f'(x) \pm g'(x)$$

$$\{f(x) \cdot g(x)\}' = f'(x)g(x) + f(x)g'(x)$$

$$\left\{\frac{f(x)}{g(x)}\right\}' = \frac{f'(x)g(x) - f(x)g'(x)}{\{g(x)\}^2}$$

$$\frac{d}{dx}\left\{\frac{dy}{dx}\right\} = \frac{d^2y}{dx^2} = f''(x)$$

付　録

$$(x^n)' = n x^{n-1}$$

$$(a^x)' = a^x \cdot \log_e a$$

$$\{\sin(ax+b)\}' = a\cos(ax+b)$$

$$\{\cos(ax+b)\}' = -a\sin(ax+b)$$

$$\{\tan(ax+b)\}' = \frac{a}{\cos^2(ax+b)} = a\sec^2(ax+b)$$

$$e^x = 1 + \frac{1}{1!}x + \frac{1}{2!}x^2 + \frac{1}{3!}x^3 + \cdots$$

$$e = 1 + \frac{1}{1!} + \frac{1}{2!} + \frac{1}{3!} + \cdots = 2.7182818\cdots$$

$$a^x = 1 + \frac{\log_{10}a}{1!}x + \frac{(\log_{10}a)^2}{2!}x^2 + \cdots$$

$$\sin x = x - \frac{1}{3!}x^3 + \frac{1}{5!}x^5 - \cdots$$

$$\cos x = 1 - \frac{1}{2!}x^2 + \frac{1}{4!}x^4 - \cdots$$

$$\tan x = x + \frac{1}{3}x^3 + \frac{2}{15}x^5 + \cdots$$

$$\frac{1}{(1+x)} = 1 - x + x^2 - x^3 + \cdots$$

$$\sqrt{1+x} = 1 + \frac{1}{2}x - \frac{1\cdot1}{2\cdot4}x^2 + \frac{1\cdot1\cdot3}{2\cdot4\cdot6}x^3 - \cdots$$

$$\log_e(1+x) = x - \frac{1}{2}x^2 + \frac{1}{3}x^3 - \cdots (-1 < x < 1)$$

$$\log_e \frac{1}{1-x} = x + \frac{1}{2}x^2 + \frac{1}{3}x^3 + \cdots (-1 \le x < 1)$$

6.積分公式

$$\frac{d}{dx}\{F(x)\} = F'(x) = f(x), \qquad F(x) = \int f(x)dx$$

$$\int f(x)dx = F(x) + C$$

$$\int kf(x)dx = k\int f(x)dx$$

付 録

$$\int \{f(x) \pm g(x)\}dx = \int f(x)dx \pm \int g(x)dx$$

$$\int f(x)g'(x)dx = f(x)g(x) - \int f'(x)g(x)dx \quad \text{部分積分}$$

$$\int f(x)dx = \int f\{g(t)\}g'(t)dt \quad \text{置換積分}$$

$$\int_a^b f(x)dx = F(b) - F(a) \quad \text{定積分}$$

$$\int_a^b f(x)dx = -\int_b^a f(x)dx$$

$$\int_a^b f(x)dx = \int_a^c f(x)dx + \int_c^b f(x)dx$$

$$\int_a^b f(x)dx = \int_\alpha^\beta f\{g(t)\}g'(t)dt$$

$$\int (ax+b)^n dx = \frac{1}{a(n+1)}(ax+b)^{n+1} + C \quad (n \neq -1)$$

$$\int \frac{1}{ax+b}dx = \frac{1}{a}\log_e |ax+b| + C$$

$$\int \sin(ax+b)dx = -\frac{1}{a}\cos(ax+b) + C$$

$$\int \cos(ax+b)dx = \frac{1}{a}\sin(ax+b) + C$$

$$\int e^{ax}dx = \frac{1}{a}e^{ax} + C$$

$$\int a^x dx = \frac{1}{\log_e a} \cdot a^x + C$$

$$\int \log_e xdx = x\log_e x - x + C$$

$$\int \sin^2 xdx = \frac{1}{2}x - \frac{1}{4}\sin 2x + C$$

$$\int \cos^2 xdx = \frac{1}{2}x + \frac{1}{4}\sin 2x + C$$

$$\int \tan^2 xdx = \tan x - x + C$$

付　録

7.主な量と単位

量	記号	単位	単位の間の関係式
波　　　　　長	λ	m	$\lambda = c/f$
周　　　　　期	T	s	$T = 1/f$
周　波　数	f	Hz	$f = 1/T$
力	F	N	$F = m\alpha$
電　　　　　流	I	A	$I = dQ/dt\,[\text{C/s}],\ [\text{A}] = [\text{C/s}]$
電　　　　　圧	V	V	
起　電　力	E	V	
抵　　　　　抗	R	Ω	
電　　　　　力	P	W	$P = IV$
電　力　量	W	kW・h	
電　　　　　荷 電　気　量	Q	C	$Q = \int I dt$
電　界　の　強　さ	E	V/m	$[\text{N/C}] = [\text{V/m}]$
電荷のする仕事	W	J	$[\text{J}] = [\text{C・V}]$
静　電　容　量	C	F	$F = [Q/V]$
磁　界　の　強　さ	H	A/m	$[\text{N/Wb}]$
磁　　　　　束	Φ	Wb	$[\text{Wb}] = [\text{V・s}]$
磁　束　密　度	B	T	$B = \Phi/S\,[\text{N/A・m}]$
誘　電　率	ε	F/m	
透　磁　率	μ	H/m	$\mu = B/H$
抵　抗　率	ρ	Ω・m	$[\text{Ω・m}]$
導　電　率	σ	1/(Ω・m)	$\sigma = 1/\rho$
イ　ン　ピ　ー　ダ　ン　ス	Z	Ω	$Z = R + jX$
リ　ア　ク　タ　ン　ス	X	Ω	
イ　ン　ダ　ク　タ　ン　ス	L		$[\text{H}] = \left[\text{V} \cdot \dfrac{\text{s}}{\text{A}}\right]$

付　録

8.物理定数

真空中の光速度	$C = 2.99792458 \times 10^8 \text{m/s}$
真空の誘電率	$\varepsilon_0 = 8.8541878 \times 10^{-12} \text{F/m}$
真空の透磁率	$\mu_0 = 1.2566370614 \times 10^{-6} \text{H/m}$
電気素量	$e = 1.60217733 \times 10^{-19} \text{C}$
電子質量	$m_e = 9.1093897 \times 10^{-31} \text{kg}$
電子の磁気モーメント	$\mu_e = 9.2847701 \times 10^{-24} \text{J/T}$
電子の比電荷	$e/m_e = 1.75881962 \times 10^{11} \text{C/kg}$
ファラデー定数	$F = 9.6485309 \times 10^4 \text{C/mol}$
原子質量単位	$m_u = 1.6605402 \times 10^{-27} \text{kg}$
アボカドロ数	$N_A = 6.0221367 \times 10^{23} /\text{mol}$
プランク定数	$h = 6.6260755 \times 10^{-34} \text{J} \cdot \text{s}$
万有引力定数	$G = 6.67259 \times 10^{-11} \text{N} \cdot \text{m}^2 \text{kg}^2$
陽子の質量	$m_p = 1.67262158 \times 10^{-27} \text{kg}$
中性子の質量	$m_n = 1.67492716 \times 10^{-27} \text{kg}$

索　引

索　引

1

10 進数 ································ 222, 224
16 進数 ································ 223

2

2 次電子 ································ 29
2 次微分 ································ 269

8

8 進数 ································ 223

A

A/D ································ 184
AC-DC コンバータ ············ 118, 120
AND ································ 229

C

CPU ································ 238

D

DC-DC コンバータ ················ 118
DRAM ································ 239

G

GUI ································ 245

H

HDD ································ 243

I

ICT ································ 246
IP アドレス ································ 252

L

LAN ································ 246
LSB ································ 223

M

MLC ································ 240
MSB ································ 223

N

NOT ································ 230
npn 形トランジスタ ················ 158
n 形半導体 ································ 150

O

OR ································ 229
OS ································ 242

P

PID 制御 ································ 122
pn 接合ダイオード ················ 151
p 形半導体 ································ 150

R

RAID ································ 243
RAM ································ 239
$R-C$ 直列回路 ················ 95
$R-C$ 並列回路 ················ 102
RC 微分回路 ································ 181
RISC ································ 239
$R-L-C$ 直列回路 ················ 97
$R-L-C$ 並列回路 ················ 104
$R-L$ 直列回路 ················ 94
$R-L$ 並列回路 ················ 100
ROM ································ 239

索　引

S

SLC ……………………………… 239

W

WAN ……………………………… 246
Windows ファミリー ……………… 245
WWW ……………………………… 246

X

X線 ……………………………… 113
X線管 …………………………… 113

あ

アクティブフィルタ ……………… 167
圧電効果 ………………………… 210
圧電素子 ………………………… 210
アドミタンス …………………… 101
アナログ ………………………… 184
アナログ画像 …………………… 258
アナログ信号 …………………… 261
アナログデータ ………………… 184
アパーチャ(開口)効果 ………… 260
アプリ …………………………… 245
アルゴン ………………………… 211
安定化回路 …………………… 197
アンペア ………………………… 20
暗流X線 ………………………… 124

い

位相 ……………………………… 87
位相特性 ……………………… 168
一次コイル ………………… 43, 109
一次電流 ………………………… 110
一次微分 ………………………… 268
移動形X線装置 ………………… 113
移動平均フィルタ ………… 266, 271
イメージインテンシファイア …… 213

イ

イメージオルシコン ……………… 29
イメージスキャナ ………………… 243
陰極 ……………………………… 26
陰極温度 ………………………… 27
陰極電圧 ………………………… 27
インターフェイス ………………… 242
インバータ ……………………… 115
インバータ駆動周波数 …………… 122
インバータ式X線装置 ………… 115
インバータ式回路 ……………… 115
インバータ変圧器 ……………… 122
インバータユニット ……………… 122
インピーダンス ………………… 97
インフラストラクチャ …………… 237

う

ウインドーイング ………………… 264
うず電流 ………………………… 46

え

映像信号電流 …………………… 29
映像電流 ………………………… 29
液晶 ……………………………… 215
エッジ信号 ……………………… 269
エミッタ ………………………… 158
エミッタ接地 …………………… 162
エミッタ電流 …………………… 159
エミッタホロワ ………………… 160
エリアシング現象 ……………… 259
エルステッド …………………… 23
円運動 …………………………… 26
演算処理 ………………………… 271
演算装置 ……………………… 239
演算増幅器 ……………………… 163

お

応答特性 ……………………… 168
オームの法則 ………………… 55
オシロスコープ ………………… 28

287

索　引

オペアンプ ･･････････････････････････････ 163
オペレーショナルアンプリファイア ･･････ 163
重み抵抗方式 ･･････････････････････････ 185
温度係数 ･･････････････････････････････ 54
温度制限領域 ･･････････････････････････ 27
温度飽和領域 ･･････････････････････････ 27
温熱作用 ･･････････････････････････････ 147

か

ガイガーミュラー計数管 ･･････････････ 211
階調 ･･････････････････････････････････ 260
階調数 ･･････････････････････････････････ 261
階調処理 ･･････････････････････････････ 264
外部記憶装置 ･･････････････････････ 240, 242
ガウシアンフィルタ ･･････････････････ 267
ガウスの定理 ･･････････････････････････ 8
核 ･･････････････････････････････････････ 142
核磁気共鳴診断装置 ･･････････････････ 22
拡張バス ･･････････････････････････････ 243
加算回路 ･･････････････････････････････ 166
加重平均フィルタ ･･････････････････････ 266
画素値 ･･････････････････････････････････ 260
画像出力装置 ･･････････････････････････ 215
画素数 ･･････････････････････････････････ 261
カップリングコンデンサ ･･････････････ 174
合併 ･････････････････････････････････････ 235
カテーテル ･･････････････････････････････ 144
荷電粒子 ･･････････････････････････････ 40
可動コイル ･･････････････････････････････ 204
可動コイル形計器 ･･･････････････････ 204
可動鉄片形 ･･････････････････････････････ 207
可動鉄片形計器 ･･･････････････････････ 205
過渡現象 ･･････････････････････････ 136, 138
過渡状態 ･･････････････････････････････ 138
角速度 ･････････････････････････････････ 84
可変コンデンサ ･･････････････････････ 15
紙コンデンサ ･･････････････････････････ 15
カラー画像 ･････････････････････････････ 262
空集合 ･･････････････････････････････････ 235
ガラス棒 ･･････････････････････････････ 2
感電 ･･････････････････････････････････ 145

管電圧 ･･････････････････････････････････ 113
管電圧リプル百分率 ･･････････････････ 123
管電流 ･･････････････････････････････････ 113
還流ダイオード ･･････････････････････ 119

き

偽 ･･････････････････････････････････････ 230
キーボード ･･････････････････････････････ 238
記憶装置 ･･････････････････････････ 238, 239
期外収縮 ･･････････････････････････････ 147
記号法 ･･････････････････････････････････ 88
基数 ･･････････････････････････････ 222, 224
基数変換 ･･････････････････････････････ 224
記数法 ･･････････････････････････ 222, 224
基底層 ･･････････････････････････････････ 142
起電力 ･･････････････････････････････ 21, 82
基本ソフトウエア ･･･････････････････ 245
キルヒホッフの法則 ･･･････････････ 66
逆 ･･････････････････････････････････････ 233
逆方向電圧 ･･････････････････････････････ 152
キャパシタ ･･････････････････････････････ 190
キャリア ･･････････････････････････････ 150
吸引力 ･････････････････････････････････ 4
共振形インバータ ･･･････････････ 119, 120
共振周波数 ･････････････････････････････ 100
虚数単位 ･･････････････････････････････ 88
虚数部 ･･････････････････････････････････ 88
筋磁図 ･･････････････････････････････････ 147

く

空間周波数 ･････････････････････････････ 273
空間電荷制限電流 ･･････････････････････ 27
空間電荷領域 ･･････････････････････････ 27
空間フィルタリング ･･････････････････ 265
空気コンデンサ ･･････････････････････ 14
クーロンの法則 ･･････････････････････ 3, 23
駆動トルク ･･････････････････････････････ 204
グライナッヘル回路 ･･･････････････ 123
繰返し周波数 ･････････････････････････ 184
グレーレベル ･･････････････････････････ 260

288

索　引

クロックサイクルタイム ……………… 239

け

蛍光作用 ……………………………… 212
蛍光面 ……………………………………… 28
桁数 ……………………………………… 223
結合係数 …………………………………… 46
減算回路 ……………………………… 166
元素 ……………………………………… 235
絹布 ………………………………………… 2
検流計 …………………………………… 42

こ

高域遮断周波数 ………………………… 174
高周波帯域通過フィルタ ……………… 167
高周波通過フィルタ …………………… 181
高周波電流 ……………………… 143, 207
合成命題 ………………………………… 233
合成容量 ………………………………… 17
合成リアクタンス ……………………… 98
高電圧ケーブル ……………………… 123
光電陰極 ………………………………… 213
光電子増倍管 …………………… 30, 213
構内情報通信網 ………………………… 246
興奮性細胞 ……………………………… 144
交流 ……………………………… 82, 117
交流起電力 ……………………………… 83
交流電力 ………………………………… 108
心磁図 …………………………………… 147
コッククロフト・ワルトン回路 ……… 128
固定コイル ……………………………… 205
固定コンデンサ ………………………… 15
ゴルジ体 ………………………………… 142
コレクタ ………………………………… 158
コレクタ遮断電流 ……………………… 161
コレクタ接地 …………………………… 163
コレクタ領域 …………………………… 159
コンデンサ ……………… 12, 14, 136
コンデンサ式 X 線装置 ……………… 124
コンデンサ方式 ………………………… 128

コンデンサ容量 ………………………… 125
コンパレータ …………………………… 188
コンピュータ …………………………… 237
コンピュータ資源管理 ………………… 245

さ

サーミスタ …………………………… 208
サイクロトロン運動 …………………… 26
最小間隔 ………………………………… 260
最小感知電流 …………………………… 145
細胞 ……………………………………… 142
細胞外液 ………………………………… 142
細胞内小器官 …………………………… 142
細胞膜 …………………………………… 142
撮像管 …………………………… 29, 213
酸化チタンコンデンサ ………………… 15
三相全波整流 …………………………… 113
三相全波整流回路 ……………………… 196
サンプリング間隔 ……………………… 259
サンプルホールド回路 ……… 187, 191

し

ジーメンス ……………………………… 101
磁界 ……………………………… 22, 36
磁気センサ …………………………… 214
磁気モーメント ………………………… 146
磁極 ……………………………………… 22
磁気量 …………………………………… 23
自己インダクタンス …………… 43, 90
自己整流 ……………………………… 113
自己整流回路 …………………………… 113
仕事量 …………………………………… 14
自己誘導 ………………………………… 43
自己誘導起電力 ………………… 43, 90
指示電気計器 …………………………… 204
指数関数的 ……………………………… 128
システムバス …………………………… 243
自然数 …………………………………… 235
磁束 ……………………………… 22, 41
四則演算 ………………………………… 239

289

索　引

磁束密度 ……………………… 22, 38
実効値 ……………………………… 85
実数部 ……………………………… 88
時定数 …………………………… 138, 169
磁場 ………………………………… 22
社会基盤 ………………………… 237
遮断周波数 ……………………… 174
周期 ………………………………… 83
集合 ……………………………… 235
充電 ………………………………… 15
周波数 ……………………………… 83
周波数特性 ……………………… 168
ジュールの法則 …………………… 71
ジュール熱 ………………………… 46
主記憶装置 ……………………… 239
出力インピーダンス …………… 163
瞬時値 …………………………… 83, 84
順方向電圧 ……………………… 152
小数部 …………………………… 225
消費電力 ………………………… 108
小胞体 …………………………… 142
情報通信システム ……………… 177
商用電源 ………………………… 194
ジョセフソン接合 ……………… 214
ジョセフソン素子 ……………… 147
初速度電流領域 …………………… 27
シリーズレギュレータ ………… 199
シリーズレギュレータ方式 … 198, 199
真 ………………………………… 229
真空管 …………………………… 26
シンクロスコープ ………………… 28
心室細動 ………………………… 146, 147
真性半導体 ……………………… 150
シンチレーション ……………… 212
シンチレーション計数器 ……… 212
シンチレータ …………………… 212
真理表 …………………………… 230

す

スイッチ回路 …………………… 233
スイッチングレギュレータ …… 199

スイッチングレギュレータ方式 … 198, 199
筋磁図 …………………………… 147
スパイク状 ……………………… 267

せ

正規分布 ………………………… 266
制御装置 ………………………… 237, 239
正弦波 …………………………… 83, 90
正弦波起電力 …………………… 83
正弦波交流 ……………………… 84
正孔 ……………………………… 151
静止質量 ………………………… 25
整数部 …………………………… 223
生体 ……………………………… 142
静電エネルギー ………………… 14
正電荷 …………………………… 2
静電気 …………………………… 2
静電偏向 ………………………… 28
静電偏向形ブラウン管 ………… 28
静電誘導 ………………………… 2
静電容量 ………………………… 12, 91, 95
制動トルク ……………………… 204
整流 ……………………………… 111, 197
整流回路 ………………………… 111, 194, 196
整流器 …………………………… 27, 111
整流形計器 ……………………… 206
整流効率 ………………………… 112
積分器 …………………………… 189
積分回路 ………………………… 165, 181
絶縁 ……………………………… 15
絶縁体 …………………………… 52
絶縁抵抗 ………………………… 53
絶縁破壊 ………………………… 16
絶縁物 …………………………… 14
接合形トランジスタ …………… 158
接触抵抗 ………………………… 54
接続詞 …………………………… 229
絶対値 …………………………… 89
接地形式 ………………………… 162
接地抵抗 ………………………… 54
鮮鋭化処理 ……………………… 269

索　引

センサー　……………………… 208
全体集合　……………………… 235

そ

相互インダクタンス　………… 45
相互誘導　……………………… 44
走査　…………………………… 29
ソフトウエア　………………… 244
ソレノイド　…………………… 38

た

ターゲット　…………………… 29
ダイオード　…………………… 118
帯電　……………………………… 2
耐電圧　………………………… 16
帯電体　…………………………… 2
ダイナミックレンジ　………… 265
補集合　………………………… 236
畳み込み積分　………………… 266
単位集合　……………………… 235
探触子　………………………… 210
単相全波整流　………………… 113
単相全波整流回路　……… 114, 133, 196
単相全波整流回路の特徴　…… 115
単相全波整流波形　…………… 112
単相半波整流　………………… 113
単相半波整流回路　………… 112, 196
単相半波整流波形　…………… 197

ち

力率　…………………………… 108
逐次比較形　…………………… 187
地磁気　………………………… 146
中央処理装置　………………… 238
中間周波数帯域通過フィルタ　… 167
中心体　………………………… 142
超音波　………………………… 210
超音波センサ　………………… 210
超電導量子干渉素子　………… 214

直線電流　……………………… 36
直流　…………………………… 82, 115
直流電圧　……………………… 207
直流電流　……………………… 206
直列　…………………………… 233
直列回路　……………………… 94
直列共振　……………………… 99
直列共振現象　………………… 120
直列制御　……………………… 199
直列接続　……………………… 18

つ

通過周波数　…………………… 168

て

低域遮断周波数　……………… 174
抵抗率　………………………… 53
低周波帯域通過フィルタ　…… 167
低周波通過フィルタ　………… 183
ディスプレイ　………………… 216
ディスプレイモニタ　………… 239
デジタル　……………………… 184
デジタル画像　………………… 222, 261
デジタル技術　………………… 177
デジタル信号　………………… 261
デジタルデータ　……………… 184
テスラ　………………………… 22
デューティー比　……………… 118
デルタ・シグマ形　…………… 187
輝点　…………………………… 29
テレビカメラ　………………… 29
電圧比　………………………… 109
電圧比較器　…………………… 188
電圧変動率　…………………… 111
電圧ホロワ　…………………… 160
電圧利得低下　………………… 174
電位　……………………………… 9
電位差　………………………… 10, 21
電荷　……………………………… 2
電界　……………………………… 5

291

索　引

電解液抵抗 ･････････････････････ 54
電解コンデンサ ･･････････････ 15
電解酸化処理 ････････････････ 15
電解質 ･････････････････････････ 142
電荷平衡形 ･･････････････････ 187
電気回路 ･･････････････････････ 21
電気角 ･･････････････････････････ 84
電気角速度 ･･････････････････ 84
電気量 ･････････････････････････ 20
電気力線 ･････････････････････ 6
電気力線数 ･････････････････ 7
電撃 ･････････････････････････ 144
電源 ･･････････････････････････ 21
電源回路 ･･･････････････････ 193
電子 ････････････････････ 2, 25
電子化 ･･･････････････････････ 222
電子回路 ･････････････････････ 185
電子管 ････････････････････････ 29
電子銃 ････････････････････････ 28
電子ビーム ･････････････ 28, 215
電子ビーム管 ･･･････････ 28
電磁偏向 ･･････････････････････ 28
電磁誘導 ･･･････････････････ 41
点接触形 ･････････････････････ 158
電束密度 ･･･････････････････ 8
電束 ･･･････････････････････････ 8
点電荷 ･･････････････････････ 3
電離作用 ･･･････････････････ 211
電流 ･･･････････････ 2, 20, 36
電流加算方式 ･･･････････････ 185
電流増幅率 ･･･････････････････ 160
電流力計形計器 ･･･････････ 205
電流伝送率 ･･･････････････････ 160
電流力計 ･････････････････････ 207

と

動作原理 ･････････････････････ 204
導体 ･･････････････････････ 12, 52
等電位面 ･･･････････････････ 11
導電率 ････････････････････････ 53
透磁率 ････････････････････････ 24

時定数 ･･･････････････････････ 169
特性曲線 ･････････････････････ 264
トランジスタ ･････････････ 158
トランジスタ増幅回路 ･･･ 173

な

ナイキスト周波数 ･･･････････ 259
内部記憶装置 ･･･････････････ 239

に

二極管 ･････････････････････････ 26
二極真空管 ･･････････････････ 111
二次コイル ････････････ 44, 109
二次電子 ･････････････････････ 30
二次電流 ･････････････････････ 110
二重積分形 ･･････････････････ 187
入力インピーダンス ････････ 163
入力特性 ･････････････････････ 161

ね

熱電対 ･････････････････････ 209
ネットワーク ･･････････ 222, 248
ネットワークトポロジー ･･･ 246
ネマティック液晶 ･･･････････ 216

の

脳磁図 ････････････････････････ 147
濃度分解能 ･･････････････････ 263

は

ハードウエア ･･････････････ 238
ハードウエアの抽象化 ･･････ 245
パービアンス ･･･････････････ 27
バイアス電圧 ･･･････････････ 159
倍電圧回路 ･･･････････････ 123
バイト ････････････････････････ 202
バイパスコンデンサ ･･･････ 174

292

索　引

ハイパスフィルタ ……………………… 170
ハイビジョン …………………………… 217
パイプライン方式 ……………………… 239
倍率器 …………………………… 63, 207
薄膜トランジスタ ……………………… 216
波形率 …………………………………… 86
パケット交換 …………………………… 248
波高値 ……………………………………… 84
波高分析器 ……………………………… 213
波高率 …………………………………… 86
バス ……………………………………… 243
バス幅 …………………………………… 243
発光ダイオード ………………………… 189
パッシブフィルタ ……………………… 167
発信回路 ………………………………… 179
発電機 …………………………… 21, 82
パラレル ………………………………… 243
パルス数 ………………………………… 211
パルス繰返し周期 ……………………… 181
パルス変調回路 ………………………… 118
ハロゲンガス …………………………… 211
パワースペクトル ……………………… 273
反転増幅回路 …………………………… 164
半導体 …………………………… 52, 150
半導体記憶装置 ………………………… 239
半導体検出器 …………………………… 212
バンドパスフィルタ …………………… 167
半波整流回路 …………………………… 113
半波整流波形 …………………………… 197
反発力 ……………………………………… 4

ひ

非安定マルチバイブレータ回路 ……… 179
ピーク・ピーク値 ……………………… 84
ピエゾ効果 ……………………………… 210
ビオ・サバールの法則 ………………… 37
比較器 …………………………………… 187
光速度 ……………………………………… 24
光電流 …………………………………… 209
光導電物質 ……………………………… 29
ビジコン ………………………………… 29

非数値演算 ……………………………… 239
ヒストグラム …………………………… 265
皮相電力 ………………………………… 109
ビット …………………………… 222, 260
否定 ……………………………………… 230
比透磁率 ………………………………… 24
非反転増幅回路 ………………………… 164
微分回路 ………………………… 165, 181
比誘電率 …………………………………… 4
表記法 …………………………………… 222
平等電界 ………………………………… 11
標本化 …………………………………… 259
標本化定理 ……………………………… 259

ふ

ファラデーの法則 ……………………… 42
フィードバック ………………………… 116
フィードバック制御 …………………… 122
フィードバック抵抗 …………………… 190
フィルタカーネル ………………… 267, 272
フィルタ回路 …………………………… 167
フィルタリング処理 …………………… 265
フォーカス電極 ………………………… 213
負荷抵抗 ………………………………… 122
不揮発性記憶媒体 ……………………… 242
複素数 …………………………………… 88
負電荷 ……………………………………… 2
部分集合 ………………………………… 235
浮遊コンデンサ ………………………… 174
フライホイールダイオード …………… 120
ブラウン管 ………………………… 28, 215
プラグアンドプレイ …………………… 244
プラズマディスプレイ ………………… 217
プラズマ放電 …………………………… 215
ブリッジ回路 …………………………… 68
プリンタ ………………………………… 243
フルブリッジ形 ………………………… 119
フレミングの左手の法則 ……………… 39
プローブ ………………………………… 210
プログラム ……………………………… 237
プロトコル ……………………………… 250

293

索　引

分流器 …………………………………… 206

へ

平滑化 …………………………………… 115
平滑回路 ……………………………… 197
平滑化コンデンサ ……………………… 118
閉曲面 …………………………………… 8
平均電流 ………………………………… 92
平行板コンデンサ ……………………… 14
平行板帯電体 …………………………… 7
並列 …………………………………… 233
並列共振 ………………………………… 106
並列制御 ……………………………… 199
並列接続 ………………………………… 17
並列比較形 ……………………………… 187
ベース …………………………………… 158
ベース接地 ……………………………… 163
ベース領域 ……………………………… 159
変圧回路 ……………………………… 194
変圧器 …………………………………… 109
偏角 ……………………………………… 89
偏向装置 ………………………………… 28

ほ

方形波(非共振形)インバータ ……… 119
方形波形インバータ ………………… 118
方形波パルス …………………………… 118
放射線センサ ………………………… 211
放電時間 ………………………………… 128
放電セル ………………………………… 217
放電電圧曲線 …………………………… 127
ホール効果 ……………………………… 214
ホール素子 …………………………… 214
ポールバラン …………………………… 248
ボケマスク処理 ………………………… 269
補数 ……………………………………… 223
ホットスポット ………………………… 147
ホットプラグ …………………………… 244
ホトカプラ …………………………… 209
ホトダイオード ……………………… 209

ホトトランジスタ …………………… 209
ポラックの法則 ………………………… 239
ボルト …………………………………… 21

ま

巻数比 …………………………………… 109
マクロショック ………………………… 145
摩擦 ……………………………………… 2
摩擦電気 ………………………………… 2
交わり …………………………………… 235
マルチコア化 …………………………… 239
マルチバイブレータ ………………… 179
マルチプレクサ …………………… 187, 188
マルチメディア ………………………… 217

み

右ネジ …………………………………… 36
ミクロショック ………………………… 145
ミトコンドリア ………………………… 142
脈動率 ……………………………… 111, 197
脈波 ……………………………………… 197
ミラー効果 ……………………………… 175

む

ムーアの法則 …………………………… 239
無効電力 ………………………………… 109

め

命題 …………………………………… 228
命令制御 ………………………………… 239
メディアンフィルタ …………………… 267
メモリバス ……………………………… 243

も

モアレ縞 ………………………………… 259
モールス信号 …………………………… 177
モノクロ濃淡像 ………………………… 262

索 引

ゆ

有効電力 ·················	107, 109
誘電体 ························	3
誘電率 ························	3
誘導起電力 ··················	41
誘導リアクタンス ···········	91

よ

陽極 ··························	26
陽極電圧 ·····················	27
陽極電流 ·····················	27
容量リアクタンス ···········	93

ら

らせん ·······················	40
ラプラシアンフィルタ ·······	269

り

離散フーリエ変換 ············	273
離散量 ·······················	184
リソソーム ···················	142
離脱電流値 ···················	145
リプル百分率 ·················	111
リプルフィルタ ···············	115
量子化 ····················	260
量子化ビット数 ···············	260

れ

レンツの法則 ·················	42

ろ

ローパスフィルタ ············	169, 260
ローレンツの力 ············	40
論理演算 ·····················	239
論理回路 ···················	228

＜著者紹介＞

西山　篤（にしやま　あつし）
　日本医療大学保健医療学部
大松将彦（おおまつ　まさひこ）
　帝京大学医療技術学部診療放射線学科
長野宣道（ながの　のぶみち）
　東北大学工学部
加藤広宣（かとう　ひろのぶ）
　中央医療技術専門学校
賈　棋（ちゃ　ちい）
　専門学校浜松医療学院
福田　覚（ふくだ　さとる）
　東京大学医学部附属病院電子顕微鏡室

初歩の医用工学

価格はカバーに
表示してあります

2011 年　3 月 25 日　初版 発行
2016 年　2 月 18 日　初版 第 2 刷 発行

著　　者　　西山　篤・大松　将彦・長野　宣道
　　　　　　加藤　広宣・賈　　棋・福田　覚 ©
発 行 人　　古屋敷　信一
発 行 所　　株式会社 医療科学社
　　　　　　〒 113-0033　東京都文京区本郷 3 - 11 - 9
　　　　　　TEL 03（3818）9821　　FAX 03（3818）9371
　　　　　　ホームページ　http://www.iryokagaku.co.jp

ISBN978-4-86003-469-6　　　　　（乱丁・落丁はお取り替えいたします）

本書の複製権・翻訳権・上映権・譲渡権・公衆送信権（送信可能化権を
含む）は（株）医療科学社が保有します。

JCOPY ＜（社）出版者著作権管理機構 委託出版物＞

本書の無断複写は著作権法上での例外を除き，禁じられています。
複写される場合は，そのつど事前に（社）出版者著作権管理機構
（電話 03-3513-6969，FAX 03-3513-6979，e-mail: info@jcopy.or.jp）の
許諾を得てください。

2015 年 5 月出版元の東洋書店廃業により、2016 年 1 月より刊行の上記
書籍は医療科学社が発行元となります。

医 療 科 学 社 の 書 籍 案 内

装いも新たに、【Base of Medical Science】シリーズ刊行！

初歩の数学演習 — 分数式・方程式から微分方程式まで —
共著：小林毅範・福田 覚・本田信広
- 数学計算が不得手な人でも必要最小限の計算力が身に付く内容構成。
- 各章冒頭に要項・公式・ポイントを示し、例題は解答と説明も示した。

● A5 判 318 頁　● 定価（本体 2,800 円＋税）
● ISBN978-4-86003-466-5

画像数学入門 〔3 訂版〕 — 三角関数・フーリエ変換から装置まで —
共著：氏原真代・波田野浩・福田賢一・福田 覚
- 学生・初学者向けにフーリエ変換など応用数学の基礎を平易に解説。
- 教科書としても使いやすいように例題・練習問題を豊富に設ける。
- 3 訂版では、ディジタル画像処理の初歩について詳述した。

● A5 判 362 頁　● 定価（本体 3,200 円＋税）
● ISBN978-4-86003-467-2

放射線技師のための数学 〔3 訂版〕
著：福田 覚
- デルタ関数の項を追加し、最近のディジタル表示についても説明。
- 放射線技師に必要な対数計算、微分、積分等の数学を詳しく解説。
- 例題→解説→練習問題の流れで無理のない学習ができる。

● A5 判 330 頁　● 定価（本体 3,700 円＋税）
● ISBN978-4-86003-468-9

初歩の医用工学
共著：西山 篤・大松将彦・長野宣道・加藤広宣・賈 棋・福田 覚
- 最新の診療放射線技師国家試験出題基準をもとにしたテキスト。
- 医用画像情報と診療画像機器の内容を含め系統的学習ができるよう配慮。

● A5 判 310 頁　● 定価（本体 3,500 円＋税）
● ISBN978-4-86003-469-6

医用工学演習 — よくわかる電気電子の基礎知識 —
編：西山 篤　共著：飯田孝保・高瀬勝也・福田 覚
- 医用工学の基礎となる電気・電子の知識について平易に解説。
- 独習で取り組める演習問題を数多く収録し、学習の便を図った。
- レーザーの性質や、2 進法、16 進法なども説明。

● A5 判 268 頁　● 定価（本体 2,500 円＋税）
● ISBN978-4-86003-470-2

初歩の物理学
共著：尾花 寛・小林嘉雄・高橋正敏・福嶋 裕・福田 覚・本間康浩
- 文科系の学生や専門学校の学生にわかるように、編集・記述。
- 学習の単調化をなくすよう、例題・練習問題を適度に配してある。

● A5 判 302 頁　● 定価（本体 2,800 円＋税）
● ISBN978-4-86003-471-9

放射線物理学演習 〔第 2 版〕 — 特に計算問題を中心に —
共著：福田 覚・前川昌之
- 最新の学生の計算力が "低下している" といわれるなか、本書は、その計算力が確実に身に付く絶好のテキスト。国家試験受験にも最適。
- 豊富な例題と詳しい解説、演習問題で構成。

● A5 判 334 頁　● 定価（本体 3,000 円＋税）
● ISBN978-4-86003-472-6

放射線技師のための物理学 〔3 訂版〕
著：福田 覚
- 診療放射線技師、第 1 種、第 2 種放射線取扱主任者、X 線作業主任者をめざす人のための入門書で、国家試験受験に最適の書。
- 3 訂版では「中性子の測定」などの補足や例題等の充実を図った。

● A5 判 330 頁　● 定価（本体 3,700 円＋税）
● ISBN978-4-86003-473-3

新版　わかる　音響の基礎と腹部エコーの実技
編著：菅 和雄
本書は、腹部超音波検査の教科書、実習テキストとして画像を深く理解ならびに推察できるよう画像収集までの過程である音響の基礎を充実。また、臓器別に基礎、基本走査法と超音波解剖、病態、症例を収載し、特に広い見識で画像を観察、検索する必要のために病態の解説も多くした。典型症例の供覧は経験にも値するといってよく、可能な限りを収載。参考の項では日常的に使用される略語や超音波サインについての収載を行った。
- A5 判 304 頁　● 定価（本体 3,500 円＋税）● ISBN978-4-86003-474-0

2015 年 5 月出版元の東洋書店廃業により、2015 年 12 月より刊行の上記書籍は医療科学社が発行元となります。

医療科学社
〒 113-0033　東京都文京区本郷 3 丁目 11-9
TEL 03-3818-9821　FAX 03-3818-9371　郵便振替 00170-7-656570
ホームページ　http://www.iryokagaku.co.jp

本書の内容はホームページでご覧いただけます
- 本書のお求めは　● もよりの書店にお申し込み下さい。
- 弊社へ直接お申し込みの場合は、電話、FAX、ハガキ、ホームページの注文書でお受けします（送料 300 円）